瞑想人間力

――ＡＩ時代、ビジネス・パーソン必須の直観と心のマネージメント

藤井　義彦

知玄舎

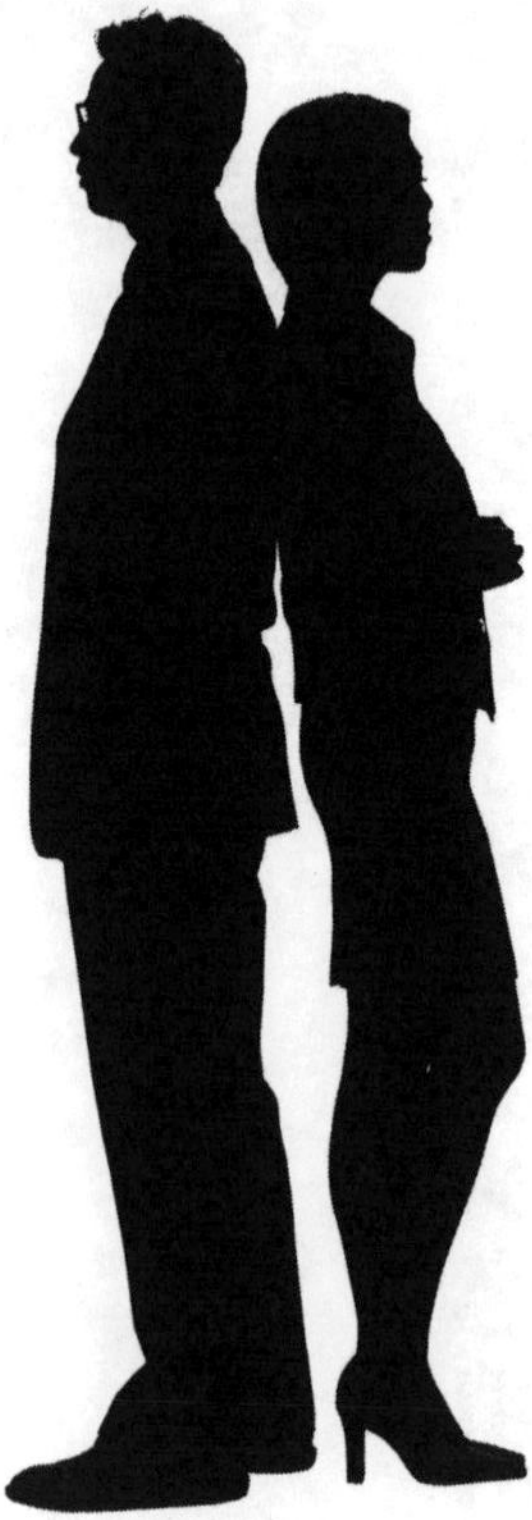

まえがき

この本の目的は、全ての人々に、ビジネスマンのみならず、女性層（キャリアウーマンや主婦の方々）に、瞑想の素晴らしさをお伝えして、その実践をお勧めすることだ。

戦後の復興から、高度成長を経て、Japan as No.1 として繁栄を謳歌していたころの日本は素晴らしかった。その後１９９０年のバブル崩壊後から30年、日本は、生命力が弱まり、衰退しつつある。物づくりで世界をリードした過去の成功体験から抜け出せない。ＩＴ、ＡＩが世界を変えようとしているのに、古い日本企業文化の悪癖（忖度文化、出る杭は打たれる文化、ベンチャーが育たない文化、数字で語らない文化等）から飛び出せない。グローバル化、ＡＩ、ＩＯＴで経営のあり方が根本的に変化したのに打つ手が遅い。経営の判断が狂うと大企業ですら即座に赤字に転落する時代だ。終身雇用は完全に消滅、黒字を維持するためには企業はリストラ、人員整理を最優先する。一昔前と違ってサラリーマンも気楽な稼業ではない。仕事のストレスで気づかないうちに、心身症、胃潰瘍、や高血圧、動脈硬化などになってしまうケースも多い。

結婚、出産というハードルを抱えて、女性が男性とごして競争社会で生きていくストレスは想像以上のものがある。給料もなかなか上がらない。デフレ心理が染み付いている。

イライラとストレスが人々の心にこもり、「心の病」となって、数多くの社会問題―児童虐待、小・中学生の凶悪犯罪、引きこもりやうつ病、自殺、家出等――を急増させている。

近年のビジネス環境は情報過多で、スマホに振り回され、長い間蓄積されてきたストレスと相まって、人々の頭脳が正常に稼働していないようだ。

人生100年時代と呼ばれ、老後と健康問題が不安を一層駆り立てる。政治家が国民に夢と希望を与えられない。国家としてのビジョンを国民と真剣に対話できない。

一方政府は赤字国債を発行して、見かけ上の景気の好調さを演出するだけで、結果的に日本の財政赤字はどんどん膨らんでいく。現時点の1100兆円強の借金だけを見ると、日本は実質倒産。このまま進めばハイパーインフレションになって、最後は債権者である国民が地獄を見ることになる。誰も気づいていない振りをして、日本全体が、このままの状態がいつまでも続くと思っている。ぬるま湯の中の蛙のようだ。

今はまさに先の読めないVUCAの時代だ。2020年初頭自国第一主義で世界の分断が進む中で「パンドラの箱」からコロナが飛び出した。当初軽く考えていたコロナが世界的に猛威を振るい、都市封鎖や外出自粛が続いた。観光、宿泊、飲食、エンターテインメントから始まり、レナウン、タイ航空の倒産等、個人企業から大企業に、そして中小関連下請け企業へと経済が著しく収縮する。史上最大の経済恐慌といえる。

これは「第三次世界大戦」ともいうべき、コロナ種族との「戦争」だ。コロナはワクチンと治療薬が完備するまで完全には終息しない。これから2、3年はコロナと共生する覚悟が必要だ。

全ての人がコロナの猛威に恐れ、未来に不安感を抱いているが、私は個人的には、このコロナが日本と日本人に意識の大変革を促し、結果的にプラスをもたらすと確信している。今のぬるま湯とやりようのない閉塞感から抜け出す、最高のチャンスだ。

コロナによって、日本社会の全ての局面の矛盾が炙り出された。

政治家のリーダーシップと品性の無さ。コロナによって将来に不安を抱く個々人が自分の人生について真剣に内省する。そして「国」も「企業」も頼りにならない。自分の人生は自分で守らなければならないことに気づいてくる。テレワークで従来の仕事のやり方の悪癖に気づく。個々人の生き方が変わり、働き方が変わってくる。企業も古くからの悪癖を捨てざるを得ない。社会全体に大きなパラダイム変革が起こる。

「史上最大の経済危機と社会全体のパラダイム変革にどう生き残っていくのか？」

コロナはＡＩ化、ＤＸ化、ロボット化で、既に想定されていた未来の到来を急激に促進する。急激に変革する社会環境の中で、貴方は生き残っていけるのか？　どのようにして自分の身と家族を守っていくのか？

貴方の企業は、貴方の組織は生き延びれるのか？　個人、企業、国家、社会の全てが変革（トランスフォーメション）しないと日本の将来はない。

ここでは個人のトランスフォーメーションに焦点を合わせよう。

未来はＡＩが活躍する時代だ。近い将来にＡＩが現在の知的職業の半分を代替すると言われている。レイ・カーツワイル博士（人工知能研究の権威）は、２０４５年ごろにはＡＩの高度化した技術や知能が、人間を超え、文明をリードしていくと主張している。人間が不要になってくるのだろうか？　そうではない。ＡＩのできない分野、より高度の仕事は何か？　を考え、自分の能力をさらに開花させることだ。人間がＡＩに到底叶わない分野は、24時間無制限に集中できる力と持続力。膨大な記憶力と検索力。論理的な思考力と分析力。ＡＩが代替できない分野は、人間の心の分野だ。直感的判断力、想像力、と対人的能力（コミュニケーション力、ホスピタリッテイ力）、と組織的能力（リーダーシップ力）が挙げられる。ＡＩがディープラーニングやビッグデータがさらに進化したら、直感的判断力ができるようになるかもしれないが、また共感を示すような言葉や仕草はできるようになるかもしれないが、真の意味での心の問題は解決できない。

ＡＩ時代に生き残るには、ＡＩによって代替できない「高度な能力をもった人財」に自分を再教育していくことである。「真のリーダーシップ」を学ぶことと、「心のマネジメント」を学ぶことだ。

「真のリーダーシップ」とは、部下が主体的に喜んでついていくリーダーになることだ。

私の現在のミッションとして、次のリーダーシップの５要諦をベースに、心のマネジメントを加味して、心と身体がイキイキと輝くリーダーを育てている。

① ビジョンと志――夢と感動を与えているか？
② 戦略――考え抜いているか？　創造性と直感力を活かしているか？
③ 人を巻き込んでいるか？――「心のマネジメント」を実施して、相手とあなたの組織を最高の状態にしているか？
④ 実行しているか？〜――「知行合一」「言行一致」か？
⑤ 人間性―品性・品格があるか？　部下が喜んでついてくるか？

「心のマネジメント」とは「あなた自身を心と身体の面で最高の状態にして、あなたに関わる全てにその影響力を及ぼすこと」だ。

あなたの心と身体を最高の状態にするツールが「瞑想」である。

瞑想はあなたのストレスを解放して、心の整理・整頓をする。心が静まり、リラックスすると知覚、認識能力が向上して、アイデアが湧いてくる。直感的に分かるようになる。心身に余裕が出てきて、人間関係／コミュニケーション力・ホスピタリティ力も良くなり、さらには強い運を引き寄せる。

リーダーシップ5要諦の達成を根底から支え、あなたの人間力を増す役割をするのが瞑想だ。


AI時代に生き残るには、次の三つの武器が必要である。

一つは、DIGITAL LITERACY．テレワークでその知識がいかに必要か？ 実感したはずだ。

二つは、リーダーシップの5要諦を徹底的に実践すること。

三つ目は、「瞑想」を実践して、あなたの人間力を増すことだ。


コロナ後の日本とあなたを救えるのは、「瞑想しかない」と私は確信している。

果たして瞑想にそのような力があるのか？ これから解説していきたい。

目次

第八章　「強い自分」へのメルクマール・心身統一法　157

第九章　第二の人生——瞑想で拓いた自己深化と進展　171

第十章　社会人に必要なこと——瞑想とコーチング　183

PART-1 瞑想のすすめ

瞑想が私の人生に幸せな変化をもたらした

小学校の入学最初の時間に、袴姿の女性の坂東先生が、ダルマを持ってきて、「七転び、八起き」の意味を説き、ダルマは「座禅」の姿と心を具象化したものと説明した。座禅の意味はよくわからなかったが、「七転び、八起き」は強烈な印象であった。私は、カトリックのイエズス会が経営する、中学、高校と一貫教育を行う神戸の六甲学院に進学、カトリックの思想に触れた。「神」を意識、深く信仰するようになって中学3年時に洗礼をうけた。大学受験。第一志望校に再度失敗した時に、深い挫折感を味わった。「なぜ落ちたのか?」なんども自問自答した。この時私の心の中では、自分のことを反省するよりも、失敗を誰かの咎にしようという気持ちが先に来た。今ならば、この時の受験失敗はすべて自分に責任があると理解できる。だが、この頃はまだ若く、自分を合格させなかった「神」を恨んでしまった。そして「神」も「仏」もあるものかという気持ちになり、カトリックを信じられなくなった。自堕落な生活を1年近く続けたが、次第にそんな生活が嫌になり、建設的に自分を見つめだした。

受験に失敗した原因は、「自分の心が弱かったからだ」と素直に認められるようになった。

自分は弱い。全知全能の神を外に置いて、それに頼ろうとするから、人間は弱くなるのだ。

「これからの人生は、他力本願ではなく、自力本願で再出発する」と決意して、強い自分探し、自分の心を知る旅が始まった。ニーチェの超人思想、ヒトラーへの興味、フロイト、ユングの精神分析、アメリカの成功哲学、禅、中村天風の心身統一法等を探索して、42歳の時に、今私が実践している瞑想法を知った。

いろいろな瞑想を体験した後、①観念的でなく実践的なもの、②実行するのに非凡な精神力を必要としないもの、③手法が難しすぎず、目的達成に長期間を要しないもの。平凡な人間が、自分の心の弱さを克服する手法として、この3条件をクリアーする、私に最適な瞑想法であった。

以来30有余年この瞑想法を気軽に無邪気に実践している。私は日本の大企業に30年間勤めたのだが、その前半はごく平凡なサラリーマンとして過ぎていった。「会社人間」として、滅私奉公に励み、自分の人生のことよりもまず組織を優先させて生きてきた。仕事の充実感はあるものの、いつも激務からくる疲労に悩み、重責のストレスに心身は確実に蝕まれ、イライラと不安感が去らず、体にはいつもどこか不調があった。典型的な日本のビジネス・パーソンの私が、42歳のある日を境に、大きく人生を変えていったのである。

会社の中でも、自分を殺さず、活かしたいと考えるようになり（活私奉公）自然に目の前の道が拓けていった。「自分」のために働き始め、今の私は、自分の心と体をいかに輝かせるかに注力している。私の人生にこの幸せな変化をもたらしたのが、瞑想だったのである。

古くから人々は、瞑想によって心の静かな領域に達した時に、思いがけない力や絶対的な幸福が得られることを体験的に知っていた。そこで瞑想によってその力を得ようと様々な工夫がなされ、結果的に数多くの方法が存在するが、ここでは私が究極的に到達した瞑想、「超越瞑想（ＴＭ）」を中心に話を進めていく。

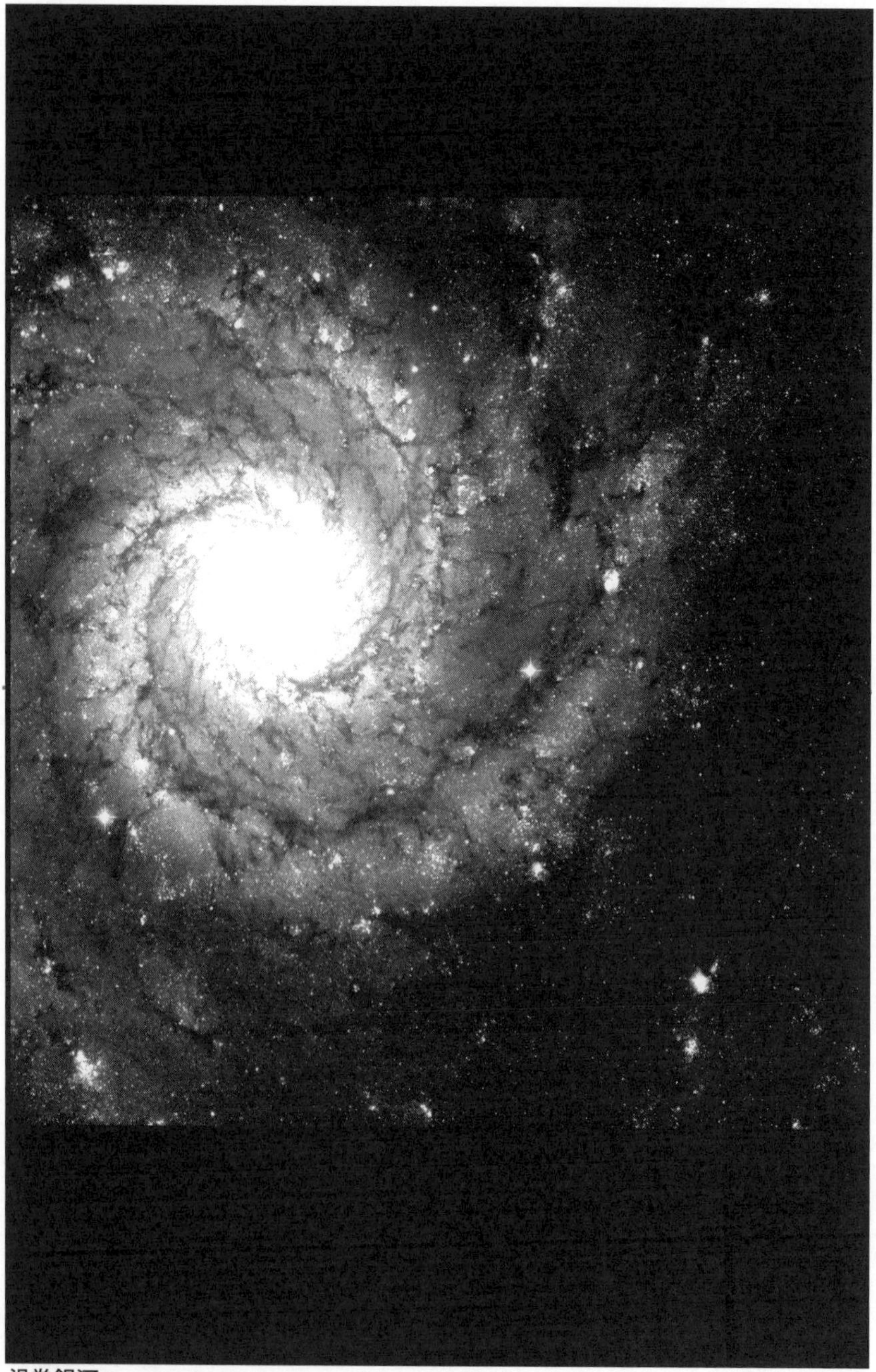

渦巻銀河

第一章　ビジネス・パーソンこそ瞑想が必要

現代のビジネス・パーソンには大きなストレスがかかり、心身を蝕《むしば》まれている。瞑想の数々の効果は仕事の上でも人生の幸せにとっても大きな効果を発揮する。この事では、私を含めた瞑想実践者の体験と照らしながら、瞑想が持っているビジネス・パーソンに有効な効果を紹介する。

ビジネス・パーソンを変える、様々な効果

瞑想には、ビジネス・パーソンにとって特に役立つ数々の効果がある。

その一つが、心身の健康を保つのに役立つことだ。

ビジネス・パーソンにとって健康管理が重要なことは、誰しもが認めるところだ。ところが、実際のビジネスでは健康に悪い条件があまりにも多く、どこかに心身の不調を感じている人がほとんどだろう。

慢性的な疲労、肩こり、冷え性、胃痛など体の不調や、日常的なイライラや不安感、不眠症、自律神経失調など心の不調を抱えているサラリーマンは多い。さらにこれが高じると、病気の領域にまで行き着いてしまう。胃潰瘍《かいよう》、高血圧、心臓病などにつながり、なかには、突然死に到るなどといういたましいことにもなりかねない。

こうした不調の元凶を探ると、ストレスに行き当たることが多い。ストレスは心の不調のみならず、体の不調の原因ともなる。ストレスがホルモンのバランスを崩したり、心臓などの臓器の働きに悪影響を及ぼし

たりすることが現在の医学でも確認されている。また、病気に関してはその原因が複合的な場合が多いのだが、その多くはストレスがなくなれば病気の予防へとつながることが知られている。

だが、ビジネス・パーソンは日常的に強いストレスにさらされている。のしかかる重い責任、激務で時間に追われる生活、組織のなかでの人間関係など、現代のビジネス・パーソンを取り巻く環境には、強いストレスを生む要因が数々ある。

瞑想はこのストレスを解消してくれる。そのため、心身の健康へとつながるわけだ。

また、瞑想を継続すると、それまでストレスにより発揮できなかった能力が目覚めるようになる。

東芝テック（株）で部長を務める加藤真一氏は、瞑想の初体験を次のように語っている。「はじめに自分のマントラをもらう。そして瞑想の仕方を教えてもらい、瞑想をスタート。目をつぶると、雑念がどんどん湧き出てくる。雑念が出てくるたびに、マントラを使って拭きとばし、無心の世界に入っていく。不思議なことに20分という時間が2～3分に感じられるほど時間が経つのが早い。その一方で今まで身体にこもっていた力がスッと抜け、終わってみると、なぜかとても気持ちがすっきりと清々しい。心はもちろん身体も余計な力が抜け、自然体になっていることに気がついた。瞑想は「強制リラックス法」と感じ入った」。

人間は、自分の本来持っている精神的な潜在能力のうち、5～15％しか活用していないと言われている。ところが、瞑想により深い休息をとると、その潜在能力をより大きな割合で発揮できるようになる。知覚能力も運動能力も、脳の機能によって働くのだが、瞑想は脳の機能の秩序と統合性を大きくするからだ。

このことは、ビジネスにいくつかの有利な効果をもたらす。例えば、集中力が向上し、創造力が増していく。

瞑想にはこのほかにも、人間関係が良くなる、運が良くなるなどの意外な効果もある。

これは瞑想が実践者の人格に良い変化を与えるためだ。性格が明るく前向きになる、イライラせずにいつも穏やかになる、他の人に対して寛容になるなど、こうした変化により、人間関係が良好なものになっていく。

運が良くなることについては科学的な検証はできないが、多くの体験者がそれを証言している。どうやら、心がリラックスし、自然な流れに逆らわないようになるため、物事がスムーズに実現していくようだ。

瞑想にはこのように、ビジネス・パーソンにとって有効な数多くの良い効果がある。仕事上のことや心身の健康で悩んでいる人には、そのことをぜひ知ってもらいたいものだ。

疲労を回復させる

ここからしばらくは、瞑想がもたらす数々の効果のなかから、心身への効果にテーマを絞って具体的に述べていきたい。

ビジネス・パーソンにとって悩みの一つは、疲労がなかなか取れないことだろう。疲労がたまると仕事の効率が落ちるのはもちろん、仕事への意欲まで低下していく。

若い頃ならば、ぐっすりと眠れば翌朝にはすっかり疲れが取れる。だが、年齢を重ねるうち、だんだんと睡眠だけでは疲労が取れなくなっていく。そのため、前日の疲れを引きずって次の日の仕事へと向かわねばならず、その疲労がまた次の日へと持ち越される。その繰り返しで、だんだんと疲労が蓄積されてしまう。

また、やっかいなことに、忙しいときほど、疲労はたまりやすいものだ。忙しくなるとどうしても普段より時間が必要になる。深夜遅くまで残業したり、仕事を家へ持ち帰ったりしなければ間に合わないこともある。そうなれば、睡眠時間が削られていき、ただでさえたまりがちな疲労が、ますます急速にたまってしまう。

ビジネス・パーソンならば、ほとんどの人が、このような経験をしているはずだ。

その疲労が瞑想により、すっかり取れてしまうのである。これが忙しい人にとっては何よりもありがたい。

この有効性についても、ＴＭ瞑想の実践者のほとんどが体験している。

外資系企業、日本法人社長を歴任した今江博之氏もこう語っておられる。

「瞑想を朝やった日と、やっていない日とでは顔の表情が全く違うようです。心の安らぎが顔に出て、柔和になるらしく、部下が一瞬に見抜きます。社長の最大の悩みは「人と金」ですが、ストレスでへとへとになった脳は睡眠だけでは回復不可能で、朝起きてもまだ疲れている脳が、たった20分で活性化されてくるのは本当に不思議です。乾ききった畑の作物に水を与えているような感じでしょうか」と。

私も疲労回復の効果について毎日お世話になっているのだが、特にありがたかったのは外資系の社長だった頃である。

第三章でお話ししたとおり、その頃の私は小間使い兼社長という状態で、何から何まで自分でやらなければならなかった。当時の私はすでに50代の半ばで、通常の睡眠時間をとっていてさえ疲労は残る。それなのに、あまりに多忙でその睡眠さえ削られる。普通なら、間違いなく体を壊していたところだ。

ところが、私には疲労が残らなかった。それは、毎朝行っていた瞑想のお陰である。朝、目覚めたばかりの私は体が重く感じることも多かったが、それから20分の瞑想後には、疲労感がすっかりなくなっていた。つまり、睡眠で回復しきれなかった分を、瞑想が補ってくれたのである。

私が無事に社長の重責を果たせたのも、これが大きかった。

実は、瞑想をすることには、深い休息をとるのと同じ効果がある。瞑想による疲労回復の効果も、疲労物質の変化についての研究により、確認されている。

瞑想状態になると、意識はだんだんと心の深いところへと下りていく。そして、心は穏やかで調和のとれた状態になる。このとき、体は深く休息しているのである。その休息は、睡眠よりも深いものだ。そのことを示しているのが、心臓の状態である。

心臓は体が激しく活動しているほど心拍数が多くな

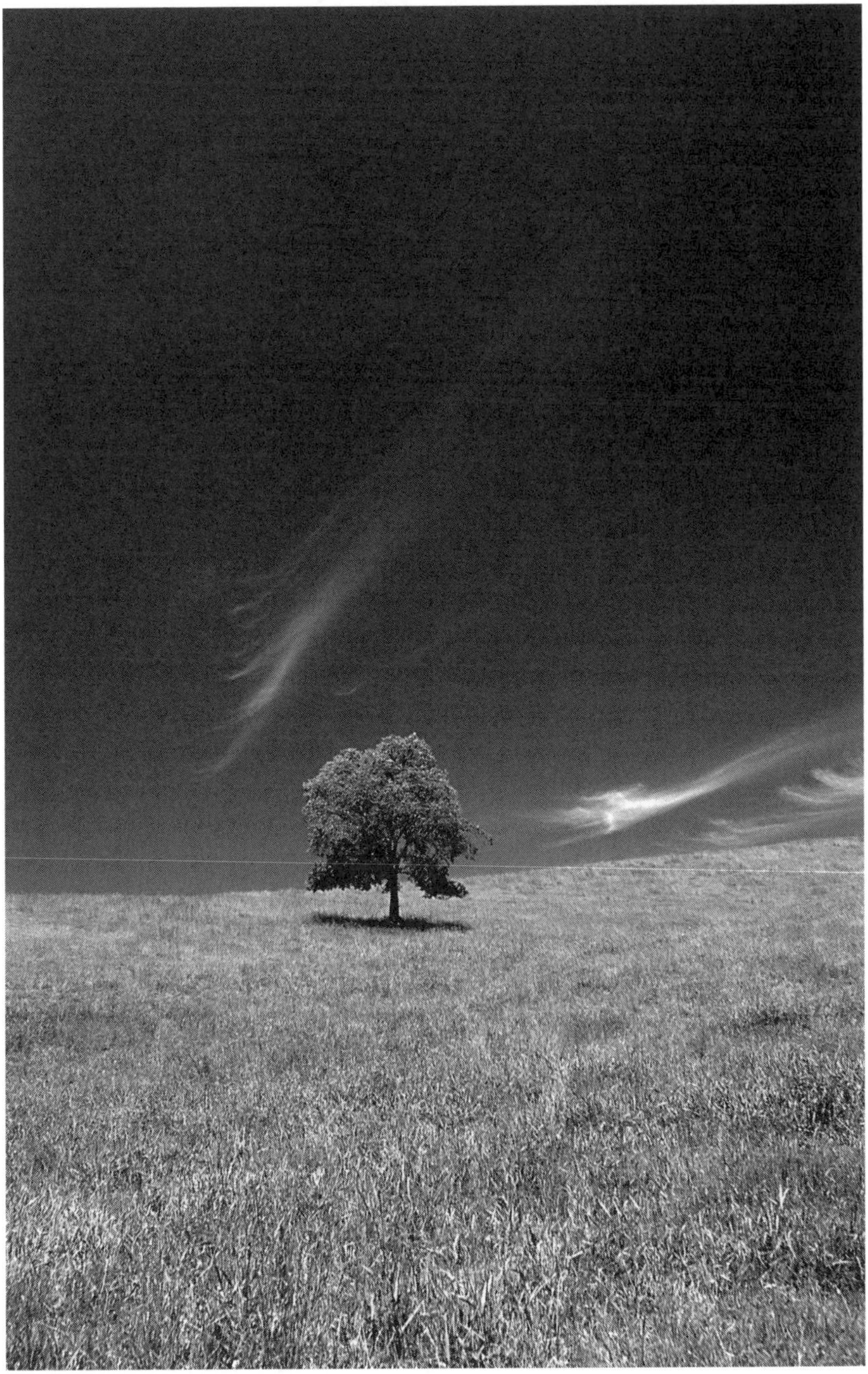

り、体が休まっているほど心拍数が少なくなる。例えば、目覚めているときよりも睡眠時のほうが、心拍数が少なくなる。ところが、科学機関の研究によると、瞑想しているときにはこの心拍数が、睡眠時よりも更に少なくなることが分かっている。

なお、この章では瞑想についての科学的なことについては、簡略にご紹介するにとどめ、もっと詳しい科学的研究については、第四章で詳しく述べることにする。

瞑想は睡眠よりも深い休息を与えてくれる。それにより、ビジネス・パーソンを悩ませている疲労から回復できるのである。

ストレスをためない

ストレスは現代のビジネス・パーソンにとって宿命のようなものだ。

職務上の責任から来るストレス、多忙により時間に追われるストレスなどは、ビジネス・パーソンでいるかぎり、逃れようがないだろう。更に、日本のサラリーマンの場合、満員電車での通勤のストレスや、社内の人間関係によるストレスなども加わる。

このストレスがビジネス・パーソンにとって、何よりも恐ろしい。

ストレスは体の健康に悪影響を及ぼす。よく知られているところではストレス性の胃炎や高血圧などがあるが、そのほかにも脳や心臓など様々な臓器の病変へとつながる。

こうした体への悪影響も恐ろしいが、それよりも現在の日本で問題なのは、心の健康に与えている悪影響である。

最近、ストレスから心身症に陥るサラリーマンは多い。これがさらに、うつ病へとつながり、最悪の場合、自殺にまで発展してしまう。いまや日本では自殺が死亡原因の上位となっており、社会問題化しているのである。

このストレスが、瞑想により解消してしまう。日本のビジネス・パーソンにとって、これほど有益なことはない。

瞑想では意識が心の最も深いところへと下りていく。TMでは心の深奥部にあるものを「純粋意識」と呼ぶが、これはユングの言う「原始心像」に当たるものであり、禅の「無我の境地」と同じものだと言っていい。

意識がここへと下りると、心は自然な状態を取り戻す。これにより、ストレスが解消されていく。

ストレス解消の効果は、TM瞑想の体験者なら、誰もが口をそろえて指摘するところだ。例えば、三宅坂総合法律事務所の代表で、弁護士の野間昭男氏は、ストレス解消について、こう語っておられる。

「瞑想を始めたのはいまから20年以上前です。当時、大きな企業買収に関わっており、精神的にも肉体的にも疲労がたまり、体調を壊し、帯状疱疹《たいじょうほうしん》という病気にかかってしまった頃でした。知り合いから精神的なストレスに良いということで紹介を受けたのです。

初めて瞑想を体験した日は、体は羽が生えたように軽く、心はウキウキしたのを覚えています。その後、瞑想の実践を続けるにつれ、ストレスの解消と心の落ち着きを実感するようになりました」

羽が生えたように軽い、心はウキウキしたという彼の実感は、私にもよく分かる。瞑想でストレスが消えると、本当にこのような感覚を覚えるものだ。

このストレス解消という効果も、数々の研究により確認されている。例えば、ストレスがかかると血圧が上昇するのだが、瞑想により血圧は正常になる。これは瞑想がストレスを解消していることを示している。

また、心が安定していることの指標として脳からアルファ波という脳波が出ることが知られている。瞑想と脳波の関係には非常に多くの研究があり、その脳波の研究でも瞑想のストレス解消の効果が証明されている。

瞑想が心の病の改善に効果のあることについても、研究がなされている。自律神経の安定が増す、不眠症が改善する、不安感の減少などの効果が確認されているのだ。

ストレスという現代のビジネス・パーソンにとって宿命的な悩みに、瞑想は非常に大きな威力を発揮するのである。

集中力が高まる

瞑想を日常的に継続していると、能力の開発にも役立つ。そこで、ここからは瞑想が持つ能力開発の効果について述べる。

まず、ビジネス・パーソンに役立つ効果として、集中力を高めるということがある。

大事な会議中や大切な商談の最中などに、注意がどうしても散漫になって困るという経験はないだろうか。あるいは、高度の集中が必要な細かな作業中に、集中が足りずにミスをしてしまったなどということもたまにある。

瞑想には、この集中力を高めるという効果もある。

このことは、フィールド・インディペンデンスという集中力を測るテストの結果により、確かめられている。瞑想を3ヶ月継続した人は、瞑想を行う以前に比較すると、集中力が35%も高まっていたのである。

その理由は、瞑想により神経系の疲労が取れたことと、瞑想により知覚能力が向上することによると考えられる。

作業を行っていると、神経系に疲労が起こってくる。そのため、周囲に何かが起こるとそれに心が奪われてしまう。ところが、神経系の疲労がない状態だと、作業による神経の疲労からの回復が早くなる。このため、集中を継続しやすくなるのである。

また、作業への集中は、その対象についての興味の度合いにも左右される。このとき、知覚が鋭敏であれば、その対象への興味を持ち続けやすくなるのである。

疲労の回復について科学的な検証が行われて確認されていることはすでに述べたが、知覚能力についてもきちんとした検証がある。カリフォルニア大学ロサンゼルス分校が行った実験の結果、瞑想を行っている人は注意力や知覚能力が向上していると分かった。

また、瞑想の実践者は視野が拡大することも確認されている。

このように、瞑想によって疲労が回復し、知覚能力が向上することで、集中力が増すのである。

もっとも、理屈を言われるまでもなく、誰しもこのことは経験から納得できるはずだ。徹夜したときのことなどを思い出せばいい。睡眠不足で疲労しているときには感覚が鈍くなったような気がして、集中力も落ちる。だが、充分に睡眠をとって疲れが抜けた日の午前中などには、いつもより五感が鋭くなった気がして、仕事にも集中できるものだ。そんなとき、充分に眠ることがどれほど仕事の役に立つかを実感する。

瞑想による集中力の向上は、この睡眠の効果をもっと大きくしたものだと考えれば納得がいくし、その価値も分かりやすい。

瞑想により集中力が高まれば、ビジネスに大いに役立つはずである。佐々木知己氏（外資系企業でマーケティングの専門家として活躍）は瞑想を習慣化して間もないが、日々少しずつ実感していることは、「仕事などへの集中力が高まるとともに、雑多な考えが減ってきている。またこれまで睡眠の質があまり良くなく一晩に数回目を覚ましてしまうことが多かったが、不安やストレスが解消されてきたせいなのでしょうか、眠りの質が著しく良くなってきていると実感。瞑想を始める前は、正直その効果については疑問視していたのですが、瞑想とは「精神や心の筋トレ」でＶＵＣＡの時代を生き抜くための最大のツールである」と。

平常心が保てる

平常心がビジネスでいかに大切なものか、厳しいビジネス社会に身を置いている人ならば、どなたにもわかるはずだ。

例えば、一瞬の判断ミスが巨額の損失につながる、ビジネスにそんな場面はつきものだ。また、問題発生があせりを呼び、事態をさらに悪化させる、こんな苦い経験をお持ちの人もいるだろう。このほかにも、成績が上がらない、ノルマを達成できない、部下や上司の信頼を失う、顧客から信用されないなど、ビジネスには数限りなく、不安やプレッシャーのタネがある。

小説や歴史ドラマを見ながら、「戦国武将や剣豪たちのように、自分も常に平常心を保つことができたらどんなにいいか」と思った人も多いのではないか。

瞑想をすれば、それが実現できるのだ。もちろん、宮本武蔵の心境とまではいかないが、ストレスが減少して不安感や極度の緊張に陥ることがなくなる。だから、ビジネス上の重大な決断のときも対人関係でも、常にリラックスした状態でいられる。

古澤慎之介氏（一般社団法人「グローバル・リーダーシップ・コーチング協会」ディレクター）は、こう語る。

「ＴＭ瞑想を習得して1週間もしないうちに、私の中に思ってもみない効果が現れたのです。仕事でも顧客と小さなことで言い争いをしたことがあったのですが、その際に、私は確かに怒っていたのですが、怒りながらも心が驚くほど静かだったという〝奇妙な状態〟になったのです。いつもであれば、何か胸の内側あたりがイライラとしていたり、ざわついていたりしたのですが、それが一切ないのです。そのため、いつもであれば、そのイライラとした感情に任せて、次々に文句を言っていたかもしれませんが、その日は、そこで一気に冷静になれて、次の一言には、怒気のない言葉で相手を諭すことができた記憶があります。

その後も、何か自分の内側からの変化がすぐに起こったのを実感する日々でした。感情が無くなるわけではないので、怒ることも、悲しむことも、イライラすること自体がなくなるわけではないのですが、とにかく感情が出てきても心が静かでいられるので、その感情と向き合い、おだやかに対処できるので、毎日の一瞬一瞬がとても楽に生きることができるようになりました」

瞑想のこうした効果は、瞑想中に実践者が特別な安らぎを体験することからきているようだ。

これについても、科学的な研究が行われ、確認されている。１９７０年代初めに、生理学者であるロバート・キース・ワレス博士らカリフォルニア大学の研究者たちが中心となって精力的に実験を行い、次々と生理学上の効果を実証した。

瞑想中の代謝や血流、脳波などのデータから、瞑想中は意識が覚醒し脳は秩序だっているとワレス博士らは結論付け、この状態を「安らぎに満ちた機敏さ」と呼んだ。

これは心身が睡眠時よりもさらに深く休息している状態で、なおかつ意識は覚醒しているという特別な状態である。これを経験することで、意識は特別にリラックスした状態を得るようだ。

このように、瞑想により特別なリラックスを経験することで、常に平常心を保てるようになるのである。その効果はぜひ、ビジネス・パーソンにこそ活かされるべきだろう。

アイデアが浮かぶ

瞑想にはもう一つ、ビジネス・パーソンにとって魅力的な効果がある。それは、アイデアが浮かぶようになることだ。

これについては、カリフォルニア州立大学の研究者により、TTCRという創造的な思考形態を見るテストで確かめられている。これは流暢《りゅうちょう》性、柔軟性、独創性という三つの面から思考形態を見るものである。


これによると、瞑想を長く実践している人ほど、三つの面の全てで創造的な能力が上がっていることが確認された。

瞑想によりリラックスした状態になり、さらに知覚能力や認識能力などが向上しているので、アイデアがよく浮かぶと考えられている。

認識力が向上したことで固定観念がなくなり、物事を様々な観点から見ることができる。そして、枝葉末節にとらわれず、物事の根本が直感的に分かるようになる。こうしたことから、創造的な能力が向上していくようだ。

また、瞑想によってリラックスした状態となることで不安感がなくなり、全てのことに気楽に取り組めるようになるし、失敗からの気持ちの回復も早い。

そして、瞑想により疲労回復ができるので、感受性がみずみずしく保て、新鮮な興味や感動を持って物事を見るようになる。

このような瞑想の効果も、アイデアが浮かびやすくなる要因だ。

瞑想のこうした効果が確認されているので、アメリカでは能力開発のために瞑想を取り入れているところが多い。アメリカ企業が能力開発に瞑想を使っていることは第一章でも紹介したが、このほか、学校などの教育機関でも教育的な効果に注目し、瞑想を取り入れている。

ビジネスには新鮮なアイデアこそ最も強力な武器になる。瞑想はその武器を生み出すとてもよい方法でもあるわけだ。

人間関係が良くなる

ここからは瞑想の意外な効果についてお話しする。

まず、瞑想を実践していると次第に人間関係が良くなる。このことも多くの瞑想実践者が体験している。

これは、ここまで述べてきたTM瞑想の数々の効果により、副次的に起こるもののようだ。それは、経営企画・人事関係の女性管理職である鴨打由美氏の、こんな言葉からもうかがえる。


「ビジネス環境のマネジメントレベルにおいては、男性社会であることは紛れもない事実です。その事実に対して、私も部下も意識過剰になっていました。私は周囲に認めてもらおうと必要以上に肩に力が入り、そんな上司のもと部下も何となくビクビクと仕事をこなすといった、私にとっても部下にとっても、快適とは言い難い状況になっていたのです。

そんなとき、勧められたのが瞑想でした。その結果、こうした状況が大きく改善されました。部下との関係も含め、周囲の人間関係が良くなっていったのです。

一番の要因は、心身の余裕でした。心にも体にも余裕が生まれることで、周囲の人々との接し方が自ずと変わったのです。自分自身の接し方が変われば、必ず、周囲の人々の反応は変わります。極端に言えば、敵も味方になります」

こうした変化には、私にも覚えがある。

私はもともと、人と接することが好きな性質だったので、深刻な人間関係の問題を抱えるようなことはあまりなかった。それでも、ビジネスで多忙なときにはどうしてもストレスがたまり、ついイライラとした言動を部下にしてしまうこともあった。

ところが、瞑想を始めてからはこのようなイライラもなくなり、周囲の人間関係は更に良好になった。瞑想を始めて以降、私が意外なところにも人間関係の輪を広げ、どれほど多くの人の助けを得ていたのかは、第三章、第五章を参照していただければ納得してもらえるだろう。

ストレスをためていれば、表情が険しくなるし、ついイライラしがちになる。また、いつも切羽詰まった気持ちでいれば、ほかの人の言動や失敗にも容赦がなくなる。これでは、人間関係が上手くいくはずがない。

ところが、瞑想によりストレスが消え、疲労がなくなると、心身ともに余裕が生まれる。不安感が消えて気持ちが穏やかになれば、人当たりが良くなるし表情もやわらかくなり、ほかの人に対しても寛容になれる。そうなれば、職場や取引先との人間関係が良くなるのも当然なのである。

日本企業では、人間関係で悩んでいるビジネス・パーソンは多い。そんな人にも、瞑想は良い解決法となるのである。

〝運〟を引き寄せる

ビジネスには運の要素が大きい。

特に、株式や債券、為替などの金融関係をはじめとして、市況の変化が大きい商品を扱うビジネスでは、幸運を呼ぶために、ゲンかつぎをしている人は珍しくない。運の良し悪しで、結果が天と地ほども違ってくるのだから、それも無理はないだろう。

このような職種の場合だけでなく、ほとんどのビジネスの結果に運は絡んでくる。

そこで、ビジネス・パーソンにぜひ知ってもらいたいのは、瞑想を実践していると運が良くなるという事実である。不思議に思われるかもしれないが、これも多くの瞑想実践者が体験していることだ。

ここでも、まず、先ほどの鴨打由美氏にご登場願おう。

「瞑想の効果は、自分の想像を越えたものでもありました。例えば、思いもよらない仕事のオファーが立て続けに入ってきたりするのです。もちろん、それらは自分たちが蒔《ま》いた種が実を結んだということなのですが、以前にはなかったことでした」

運が良くなる原因の一つは、先ほど述べた人間関係の変化にある。

本人は以前と同じことをしているつもりでも、人間関係が良くなってくると、ほかの人の受け取り方が変わってくる。そのため、以前からは考えられなかったような支援や信用を、ほかの人から受けることができる。

つまり、本人には「意外」と思えるかもしれないが、以前にはなかったようなほかの人からの手助けは、人間関係が良好になったことで起こった必然なのである。

だが、瞑想を実践していると、説明できる運の良さだけでなく、本当に不思議としか言いようのない幸運に恵まれることも多々ある。

誰かに会いたいと思っているときに、ちょうどその人から電話がかかって来る。事業のサポートが必要なときに、タイミングよく強力な協力者が現れる。例えばこんな具合に、良いタイミングで助け舟が現れて、物事がスムーズに回転していく。

瞑想実践者にはこのような経験をしている人が多いのである。

ＴＭを生んだ古代インドの哲学では、このような現象についてこう説明する。

瞑想により「純粋意識」に達すると、心が自然な状態を取り戻すので、自然の理に適《かな》った行動をするようになり、自然からの支援を得られる（ＴＭの哲学については次の章で詳しく述べる）。

これを信じるかどうかは別として、運が良くなるとそう感じていることで、物事の回転がさらにスムーズになっていく。少々の困難が起こっても、「これがきっと良いことにつながっている」と思い、落ち着いていられるようになる。この落ち着きが、また、良い結果へと結びついていく。

運が良くなるという経験をすると、このように、物事に良い循環をもたらしてくれるのである。

運がほしい人も、ぜひ瞑想を試してほしい。

第二章　世界と日本における「瞑想認知度」

ビジネスの世界では、すでに、瞑想が広く普及している。最初の章では欧米で瞑想を実践している著名人や大企業、更には日本で瞑想を行なっている企業トップたちなどの実例を紹介する。また、仏教や禅に馴染みの深い日本ならではの先入観や思い込みから来る、瞑想についての誤解についても解いておきたい。

『TIME』誌の表紙を飾った「瞑想」

日本人は瞑想と馴染みが深いが、瞑想の本当の姿を知らない。それを知れば、必ずや、多くのビジネス・パーソンが瞑想を自分のために活かそうとするだろう。私にはそのように思えてならない。

そこで、これから瞑想の実像を示すいくつかの事実を紹介したいと思う。事実を知れば、日本のビジネス・パーソンの皆さんも、きっと、瞑想に対する認識を一変させるはずである。

さて、最初にお伝えするのは、欧米社会における瞑想に対する認識と、その普及ぶりについてである。

意外かもしれないが、現代では、日本人より欧米人のほうが瞑想についてよく知っているし、瞑想を身近なものと感じている。日本人は瞑想についての様々な誤解から、瞑想アレルギーのようなものを持っているようで、瞑想について本当のところを、あまり知ってはいない。ところが、欧米の人には瞑想についてのアレルギーなどはない。

日本人に比べれば、欧米社会の人々が瞑想に関心を持つようになってから日は浅いのだが、かえって妙な先入観に惑わされなかった。そのため、いまではむしろ日本より欧米のほうが、瞑想が普及しているのである。

このことを端的に証明する出来事が最近あった。雑誌『TIME《タイム》』2003年8月4日号の表紙を、「瞑想」が飾ったのである。

ご存じのように、『TIME』と言えばアメリカのジャーナリズムで最も尊敬される権威ある雑誌である。野茂英雄など和製メジャーリーガーたちがこの雑誌の表紙となったとき、日本でもマスコミがそれを紹介し、「アメリカでもスターになった」と報道したことを覚えている人もいるだろう。『TIME』の表紙に登場することは、アメリカ社会に認知されたという意味合いを持っているのである。

その『TIME』が、自らの表紙として瞑想するハリウッド女優、ヘザー・グラハムの写真を使い、さらに「瞑想の科学」と題して9ページもの大きな特集を巻頭で組んだのである。これは、瞑想がアメリカ社会に広く認知され、「市民権を得た」ことを象徴する出来事である。

特集の内容は、現代社会における瞑想の必要性、瞑想の歴史、瞑想の効果、さらに瞑想による脳および脳波の変化に関する科学的な分析などだった。

この内容からも分かるように、アメリカでは瞑想の効用に注目し、それを科学的なアプローチで確認しようとしている。これはいかにもアメリカらしい合理主義的な態度だが、その科学的な分析により瞑想の効用が証明されたからこそ、アメリカ社会の信用を獲得したということが分かる。

その記事のなかには、現代において瞑想の歴史が西洋で再発見されつつあるという意味内容の一文がある。そこから読み取れるのは、いまや瞑想の真価を理解しているのは、瞑想の発祥地である東洋の社会よりも、むしろ、アメリカを含めた西洋社会なのだという自信である。

『TIME』がこのようなことを表明しているところ

からも、現在の欧米ではいかに瞑想が広く普及し、理解されているのかがうかがい知れよう。

マハリシが体系化し、ビートルズが普及にひと役を

また、記事のほかの部分では、マハリシがTM《ティーエム》という瞑想法を体系化し、その普及に努めたことや、ビートルズもその実践者に転向したことなどを紹介し、現在では、マハリシが始めた瞑想復活の努力が実り、西洋社会におけるTMの普及には著しいものがあると指摘している。

若干の説明を加えるならば、マハリシとは人の名であり、古代インドから伝わる哲学や瞑想法の伝承者のことだ。彼が西洋社会に瞑想を紹介し始めたのは1958年のことで、TMとはそのマハリシが古代インドからの知識を体系化したものである。また、1967年にビートルズがマハリシから瞑想を教わったことは欧米では有名な事実で、日本でもビートルズのファンなどにはよく知られている話である。

ビートルズが瞑想を実践するようになったことは、瞑想の普及において大きな出来事だったが、現在では瞑想する有名人はビートルズにとどまらない。この文章の言葉を裏付けるように、この記事のなかで瞑想を実践しているその他多くの有名人たちについても紹介している。

「まず、表紙の写真となった女優のヘザー・グラハムは、映画監督として有名なデビッド・リンチから瞑想を勧められたという。それ以来、彼女は1日2回の瞑想を日課として欠かさない」

デビット・リンチは「エレファントマン」「ツエインピークス」「インランド・エンパイア」等の映画で数々の賞を受賞、映画監督のみならず画家、写真家としても高い評価を得ているが、彼の創造性は瞑想から来ていると断言している。「内側に潜って」心の精妙なレベルを体験できるようになると、意識という器が拡大する。意識が拡大すると、より深いレベルでアイデアをとらえることができるようになる。超越瞑想は

大きなアイデアをとらえて何でも生み出せる直観力を高めるという。また瞑想をするとこれまで自分を傷つけていた、怒り、憂鬱、悲しみ、恐れ、不安といった否定的な感情が薄らいでいく。悲しみに沈むことはあるが、悲しみにとらわれることはない。怒ることはあるが、怒りにとらわれることはなくなり、人生が楽しいものになると語っている。

彼は世界中の学生たちが超越瞑想を学べるように、奨学金を提供する教育財団を設立、これまで世界30ヶ国で10万人以上の学生、教師、両親たちに超越瞑想を学ぶための奨学金を提供してきた。

40年前に超越瞑想を学んだのは、ビートルズのポール・マッカートニーとリンゴ・スターやビーチボーイズのマイク・ラブ等の大スターたちだ。ポールは語る――。

「クレイジーな1960年代の終わり、自分を安定させる何かを探し求めていた時に超越瞑想に出会った。その時から40年間瞑想を続けてきた。狂乱のただなかにあっても瞑想をすることで心の落ち着きを取り戻すことができる。この瞑想法は余り平和とはいえない世界にあって、子供たちに平和な天国を与える助けになるだろう」と。

ハリウッド・スター、実業・政界のキー・パーソンが実践

クリント・イーストウッドは現在90歳。62歳で「許されざる者」で初めて映画のオスカーを受賞したが、驚くことなかれ彼は年を取るほど影響力を増し、ますますクリエイティブな名作品を作り出している。その源泉は「1日2回瞑想をすることによって、自分の力で自分を支えることができるようになった」からであると言う。

最も魅力的なハリウッド・スターの一人、ヒュー・ジャクマンはメンズ・ヘルス誌（2013年8月号）で「瞑想が私の人生を変えた」と明かしている。

「瞑想をしている時、私は全てのものを手放すことが出来ます。私はヒュー・ジャクマンではなく、父親で

もなく、夫でもない。私は万物を生み出す力強い源へと入っていき、少しの間そこに浸っているのです」（２００６年のＴＶインタービュー）。

メフメト・オズ博士は著名な外科医で、テレビ番組「ドクター・オズ・ショー」の司会者でもある。彼は超越瞑想を推薦、自らも実践している。２０１１年12月7日、ドクター・オズ・ショウーの一対一のインターヴェーに招かれたのが、アメリカの超有名人の、ＴＶプロデューサーで司会者のオプラ・ウィンフリーであった。そのインタービューで彼女は超越瞑想が彼女と彼女の４００人の従業員に与えた効果について語っている（http://www.tm-meisou.org/blog/archives/1548 参照）。

瞑想の実践者と公言している人は、映画界や音楽界に多い。映画監督としては、マーティン・スコセッシ、ジョージ・ルーカス、俳優・女優としては、グウィネス・バストロー、リブ・タイラー、ニコール・キッドマン、ナオミ・ワッツ、クリスティン・ベル等。

その他ニュースキャスターとしてＣＮＮのソレダッド・オブライエンとキャンディ・クローリー。ＡＢＣのジョージ・ステファノブロス。スーパーモデルやデザイナーにも瞑想実践者が多い。

実業界・政界にも数多い。ウィリアム・ヘイグ（イギリス元外相）、ニック・クレッグ（イギリス元副首相）、ジルマ・ルセフ（ブラジル元大統領）、ジョアキン・シサノ（モザンピーク元大統領）、ファン・マヌエル・サントス（コロンビア元大統領）等々。

広言していないので確実ではないが、米国史上初の女性大統領になるかもしれなかったヒラリー・クリントンや、前大統領のブッシュと熾烈な選挙戦を繰り広げた前副大統領のゴアも瞑想の実践者といわれている。

超越瞑想は、ニルバーナを探し求める裕福な有名人のみでなく、一般人に広く実践され、21世紀に入ってからは公立学校、ヘッジファンド、退役軍人の間に広まってきている。

いまや瞑想は欧米の社会に有益なものとして認知され確実に普及しているのである。瞑想は欧米の社会に

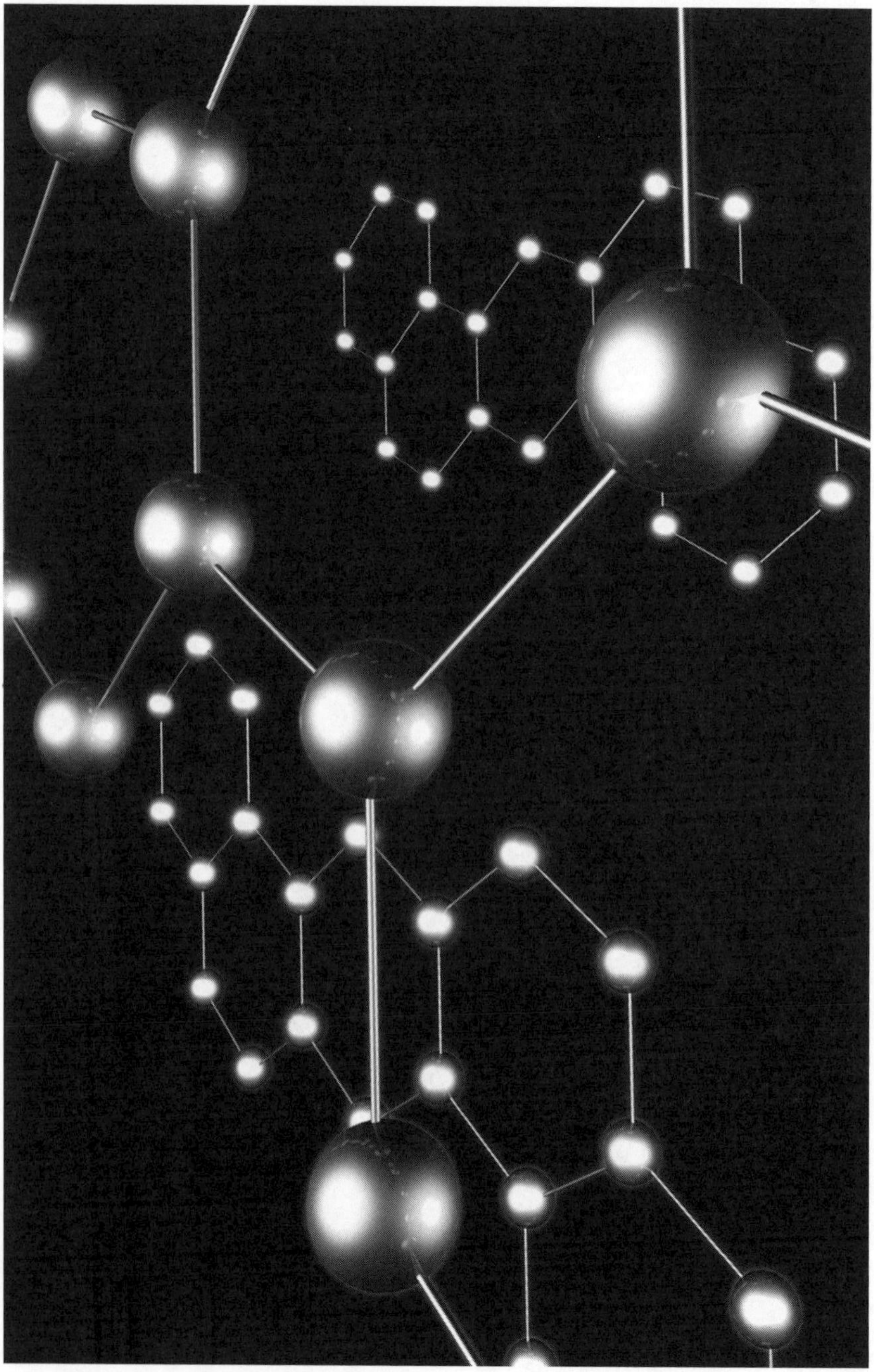

有益なものとして認知され、確実に普及しているのである。

カジュアルに瞑想を取り入れる欧米のビジネス・パーソンたち

欧米で著名人たちの間で瞑想が普及していることについては、『ＴＩＭＥ』の記事がよく示しているが、これは何も著名人だけに限ったことではなく、欧米社会で広く見られる現象なのである。

私はこのことを、身をもって体験している。

２００２年のことだが、私は夫婦でハーバード・ビジネススクールのあるプログラムに参加したことがある。これは『第二の人生をいかに過ごすか』を夫婦で考えるというプログラムで、「ＯＤＹＳＳＥＹ《オデッセイ》」と名づけられていた。

そこには全部で34の夫婦が参加していたのだが、外国からの参加者は私たち夫婦を含めて5組だけで、残りの29組はアメリカとカナダ国籍の夫婦であり、その多くは起業家や企業の幹部だった。

前半の1週間はハーバードのキャンパスで缶詰になっての学習だったのだが、後半は郊外のリゾートホテルに会場を移し、そこで1週間暮らすことになった。なにしろ第二の人生を考えるのがプログラムのテーマであるから、参加者同士はお互いのそれまで歩いてきた道筋について腹を割って話すことになったのである。

このとき私が知ったのは、アメリカのビジネス・パーソンたちがいかに大きな精神的な負担を抱えているかということだった。

例えば、ある病院長は、医者としての仕事と管理者としての実務がいかに煩雑かを語ったのだが、背負っている重荷にそぐわないその淡々とした口調からは、かえって彼の精神的なストレスの大きさが感じられた。

また、ある企業の元ＣＥＯは、創業者から突然解雇を言い渡され、しかも、役員会での弁明の機会さえも与えられなかったことで、深い挫折感のなかにいた。

彼はすでに充分すぎるほどの資産を残していたが、そのときの心の傷は癒《い》えないままだという。

私は彼らの話を聞いていて、「ビジネス社会での精神的なストレスは日本もアメリカも同じだ」と思ったものである。

だが、日本のビジネス・パーソンとは違って彼らは、自分のストレスと正面から向き合い、解決しようとしていた。

例えば、彼らのなかにはジョギングをしている人が多かったのだが、これはジョギングにより脳内にアルファ波が出て、精神面に良い効果があるというのがその理由だった。このように、彼らは自分の精神面での問題を解決する方法を積極的に求め、実践していたのである。

さて、プログラムの参加者が赤裸々に自分の問題を話していくなかで、自然な流れとして、私は自分が瞑想を実践していることを話したところ、予想以上の関心を集めた。彼らは、「その発言は禅から来ているのか？」といった具合に質問を挟みながら、熱心に私の話に耳を傾けてくれたのである。

アメリカの人々には瞑想への拒否反応というものはない。瞑想や禅についてある程度の予備知識のある人も多く、瞑想が精神面に優れた効果を持ち、アルファ波の計測などでは、むしろジョギング以上の良い結果が出ていることなども知っていた。そのため、彼らは瞑想に対して拒否反応どころか非常に興味を持っており、畏敬の念さえ抱いている。そこへ、実際に瞑想をしている私が現れたので、詳しい話を聞けるチャンスだと感じたようなのである。

ところで、この話には後日談がある。

プログラムが終了して1年経った２００３年の6月、このときの参加者がボストンからほど近いナンタケットという島に集まって、同窓会が開かれることになり、私も参加することにした。行ってみて驚いたのは、数名の参加者が私の話をきっかけにして瞑想を始めていたことだ。それはまるで、「最近、私はジョギングを始めたんだよ」と言うのと同じような気軽さだった。

アメリカでは瞑想がストレスを解決する有効な方法であると認識されている。だからこそ、欧米のビジネス・パーソンはジョギングを始めるのと同じ感覚で、瞑想を始めることができるわけだ。

私が体験したアメリカのビジネス・パーソンたちの反応からも分かるように、欧米では瞑想は一般のビジネス・パーソンの間にも確実に広がり続けているのである。

IBM・GMも社内プログラムとして導入

欧米の社会では瞑想に関する知識が広まり、それがビジネス・パーソンにとって非常に良い効果をもたらすことが知られている。そうなれば、ビジネスに対して合理的に取り組む彼らのことだから、当然のように、瞑想の効果を企業の運営に積極的に活かそうという動きが出てくる。

実際、瞑想を組織ぐるみで導入している欧米企業が増えてきており、そうした企業のなかには、誰でも知っているような世界的に有名な超巨大企業がいくつも含まれているのである。

最も知られたところでは、世界のコンピュータ業界のガリバーとして知られるＩＢＭが瞑想を導入しているし、世界第1位の自動車メーカーであるＧＭもそうだ。このほかにも、ＴＭを導入している企業の例は、枚挙に暇《いとま》がないほどだ。

こうした企業では、瞑想は能力開発法や、ストレス・マネジメントやリーダーシップ・トレーニングの方法として認識され、活用されているのである。

その効果のほどは、瞑想法の一つであるＴＭを導入している企業で、実際に瞑想を実践している人たちの感想を聞いてみると分かってくる。

例えば、能力開発法としての効果は、ヨンカーズという企業の会長のこんな言葉によく表れている。

「瞑想は私に360度の気づきを与えてくれます。いままで私は、常にしっかりと目標を捕らえたら、それに集中するという形でビジネスをこなしてきました。いまでは瞑想によって得られた拡大した意識によって、もっと広く柔軟な方法によってその目標を達成できるようになりました」

また、ストレス・マネジメントとしての効果について は、IBMの経営開発部部長がこんな発言をしている。

「瞑想は私にとって自分に帰る手段です。それは、私に休息と落ち着きを与えてくれます。そして、自分の周りで何が起こっているかを知る洞察を与えてくれます」

リーダーシップ・トレーニングとしては、エリクソンの技術開発部長の発言から、その効果をうかがい知ることができると思う。

「当社では1974年から瞑想を導入し、いまでは100名以上の同僚が実習しています。新しい考えを建設的に社内に導入していくのが私の仕事ですが、瞑想を始めてからはずっと楽にそれをできるようになりました。また、新しいものを受け入れられるようになり、組織に対してももっと素直にコミュニケーションが取れるようになりました」

以上の例を見ても分かるように、欧米の企業では瞑想を企業運営の有効なツールとして認識している。経営者たちの教師であり、「七つの習慣」の著者であるスティーブン・コヴィーは、彼の人生における超越瞑想の価値について質問されたことがある。彼は超越瞑想とそれを行う1日2回の20分には大きな価値があると思っていると答えた。彼によると人は超越瞑想によって、自己意識、良心、独立した意志、独創的な創造力という人間に与えられた四つの贈り物を活用できるようになる。

このように、組織で瞑想が活かされているのも、ビジネス・パーソンにとって瞑想が有益なものだと認識されているからなのである。

瞑想とはビジネス成功のための〝技術〟である

欧米での瞑想の普及ぶりについてはもうご理解いただけたと思うが、ここで、欧米社会における瞑想の受け取り方について、その特徴をまとめてみる。

1、欧米社会が瞑想に注目するようになったのは、1958年にマハリシが古代インドの知識を体系化したTMという瞑想法を紹介してからだった。
2、欧米では瞑想の心身に与える効果に着目し、その効果を科学的に分析して確認し、科学的な証明を得られたことで瞑想が広まるようになった。
3、1968年にビートルズが瞑想を実践して以来、現在では芸能、政治、経済と幅広いジャンルの著名人たちが瞑想の実践者となっている。
4、欧米では一般のビジネス・パーソンが自分の心身の問題を解決する有力な方法として、瞑想に関心を示している。
5、瞑想を能力開発、ストレスの解消、リーダーシップの養成などの目的で、欧米の企業では瞑想を組織ぐるみで取り入れているところが増えている。世界的に名の知れた欧米の超巨大企業までが、瞑想を企業運営に導入している。
6、昨今脳科学の発展が著しいが、マハリシ経営大学では、フレッド・トラヴィス博士を中心に長年脳と超越瞑想に関する研究がなされてきた。脳波図（EEG）の研究により脳が同調すればするほど心の潜在力が活用できること、また「脳の統合度（BIS）」と言う尺度を作り、人の経営能力と脳の関係を明らかにした。

以上がここまで述べてきたことのまとめであるが、これに補足しておくならば、2の科学的な分析とは、ハーバード大学、スタンフォード大学、カリフォルニア大学バークレイ分校など、世界でもトップクラスの大学や研究機関が中心となって進められ、900にものぼる数の、査読をされた研究論文（査読とは誰かが書いた論文を、その分野の第三人者の専門家たちが検査をする。不適切な論点には修正を求める。そして修正がなされた後初めて論文が発表される）が発表されていることである。

さて、これを見てまず気づくことは、欧米においては、瞑想は心身に良い効果を持つ、「技術」として認識されているという点だ。日本においては、瞑想が「宗教」と結びつけられがちであることを思えば、この点で大きな違いがある。

欧米の人々は瞑想を「技術」だと認識しているので、ジョギングや体操を始めるような気軽さで、「私もやってみようか」と思うことができるのである。

次に、欧米では瞑想がビジネスの成功に有効なものだと認識されている点に、注目してほしい。日本では瞑想は一部の宗教者以外には無縁だと思われる傾向が強く、ましてや、ビジネスの武器になるなどとは大概の人が夢想だにしていない。

ビジネス・パーソンの精神的な負担や、ビジネス成功に心の問題が大きく関わっていることに関して、洋の東西で違いはない。欧米企業で威力を発揮しているのだから、日本のビジネス・パーソンも、瞑想の効果を認識することで、大きな恩恵にあずかれるのは確かだ。

欧米では、瞑想はビジネス成功の「技術」だと認識され、大いに活用されている。

日本のビジネス・パーソンにも、ぜひ、この認識を持ってほしいものだ。

いま日本では、心の病《やまい》による欠勤者が増え、生産性の低下が懸念されている。そうしたなか、ようやく企業の側も瞑想を「技術」としてとらえ、メンタルケア、能力開発の効果を認識するようになってきた。

これから日本でも欧米と同じように多くの企業が企業運営の一環として瞑想に注目するようになってくるだろう。

日本人の誤解はどこから生まれているのか？

今度は、日本の社会における瞑想に対する認識について見てみよう。

歴史的に見て、瞑想は宗教との関わりが深かった。ことに、仏教や禅と馴染みの深い日本においては、瞑想と言えばどうしても「何かの宗教の信者か？」と思い込まれてしまう。

そのため、日本では「瞑想を実践している」とは、なかなか他人に言えないものだ。

かく言う私にしても、かつては同様だった。まだ鐘紡《かねぼう》のサラリーマンだった頃には、オカルトか新興宗教かと思われるのを懸念し、「組織マンとしては瞑想のことは口外しないほうがいいだろう」と判断して、毎朝20分の瞑想を日課としていることは誰にも話さず、できるだけ静かにしていたものである。

さらに、1995年にオウム真理教が地下鉄サリン事件を起こしてからは、瞑想のイメージは最悪となってしまった。以来、日本では「瞑想＝新興宗教」という短絡的な図式を思い描く人がますます多くなっていったのである。

瞑想を実践している人なら、瞑想がジョギングやラジオ体操を行うのと同じくらい気軽な行為だと知っている。だが、瞑想をよく知らない人には何か特別なことに見えるのも仕方がないのかもしれない。そのため、とんでもない誤解が日本に広まり、ますます日本は「私は瞑想を実践している」と言いにくい国になってしまい、多くの瞑想実践者は口を閉ざさざるを得なくなったのである。

もっとも、私の場合はちょっと違い、この事件以来、むしろ堂々と「私は瞑想を実践している」と積極的に口にするようになった。それは、「こんなに良いものが誤解されたままではもったいない」という気持ちからだったのだが、ちょうどこの頃、私が外資系企業の経営者へと転職し、それまでの組織の制約から自由になったという事情もあった。

ところで、私が瞑想していると言うと、日本では大半の人が不思議そうな顔をしたものだ。外資系企業では資本の論理を優先し、不合理なものになど見向きもしないはずという思い込みがあるからだ。そのため、「よりによって、外資系企業のトップが、なぜ瞑想などをやっているんだろう」と思い、不思議がるのである。

それを察すると、私はこう言うことにしていた。

「瞑想というのは禅と同じですよ」

これで大概の人は「なるほど」と納得する。どうも、「禅」と聞くと日本人は安心するようだが、それ以上は踏み込んで来ない。瞑想に興味を示したり、詳しく知ろうとして尋ねたりする人はあまりいないのである。

日本には全国いたるところに寺院や神社があるし、座して瞑想する姿の仏像を目にする機会も多い。瞑想の起源となるインドの哲学と仏教とはいわば同根だし、少々荒っぽく言えば、神道の根本にも似通った考え方がある。日本の風土にはこのように、本来、瞑想を受け入れやすい精神土壌があるはずなのである。

ところが、日本人は概して瞑想に対して冷淡で、多くの人たちはほとんど無関心だ。ことに、日本のビジネス・パーソンはあまりにも多忙で、ほかのことに目を向けている余裕がないのか、瞑想に関心を示そうとしない。同じ日本人でも、むしろ女性や学生などのほうがまだ瞑想に興味を持っているようだ。

だが、いまの日本では、ビジネス・パーソンにこそ瞑想が必要だと、私は思っている。なぜなら、瞑想の優れた効果はビジネス・パーソンを悩ませている問題を解決するのに、まさにうってつけだからである。

私には、瞑想に対する間違った認識のせいで日本のビジネス・パーソンが瞑想へと近づけないのは、いかにも残念な話だと思えてならない。

世界で1000万人、日本ではたったの6万5000人

日本では「私は瞑想を実践しています」とは言いにくい空気があり、瞑想の実践者が口を閉ざしているため、ほとんどの人は、自分の身近で瞑想をしているという人に心当たりはないだろう。

そのため、瞑想の実践者というと、どうしても宗教関係者か、さもなくば少数の変わり者と思われがちだが、そんなことはない。瞑想の実践者というのは決して少なくなどないからだ。

瞑想の実践者は、TMに限ってみても、この日本だけで実に6万5000人もの数にのぼるのである。

もっとも、日本の外へと目を向ければこの数字はケタ違いに大きくなり、欧米を含めた世界150余の

国々で、1000万人もの実践者がいる。

この1000万人には、著名な俳優、音楽家、政治家、事業家などが含まれていることはすでに述べた。また、瞑想を新興宗教と結びつけてイメージしている日本人にとって意外なことかもしれないが、そのなかには著名な科学者もおり、しかも、幾多のノーベル賞受賞者まで含まれているのである。

つまり、瞑想とは決して一部の物好きや変わり者がやっているような、ローカルな存在ではないのである。

TMもそうだが、瞑想の実践者たちは瞑想を普及させるための積極的なPRなどあまりやらない。それは瞑想をするもしないも、その人自身の自由に任せるべきだと考えている人が多いからのようだ。そのため、瞑想は口コミを中心にして、静かに普及していく傾向がある。

だから、そうとは知らないだけで、実際のところ、ご自分の知人のなかにもすでに瞑想を日課としている人がいるかもしれないのである。

瞑想を実践している人は、日本においても珍しい存在ではない。

このことを、まず、認識していただきたい。

日本企業のトップにも多い瞑想実践者

欧米企業では瞑想がビジネス成功のために有効な技術として認識され、実践されていることは紹介したが、日本では瞑想がビジネスに有効だという認識があまり一般的にはなっていない。

だが、瞑想についてあまり日常的に語られることのないこの日本においても、瞑想は静かに普及し、そのなかには、瞑想のビジネスに対する有効性に気づき、これを大いに活用している人たちもいる。

実際、誰もが知っているような有名な日本企業のトップたちのなかにも、瞑想の実践者は存在しているのである。

何人かその例を挙げてみよう。

まず、松下電器産業を興し、経営の神様と呼ばれたあの松下幸之助氏は、戦前の日本において政財界に絶大な影響力を持っていた中村天風《てんぷう》の薫陶《くんとう》を受けていた。中村天風は心身統一法という独自の鍛錬法を指導していたのだが、これは古代インドの知識をもとにしたもので、ＴＭなどと極めて近い思想を持った手法だった。

松下幸之助氏は、自宅での毎朝の瞑想に加えて、会社で「根源の社」（宇宙の根源に対する感謝の意の社）の前で瞑想される習慣があったようである（今ここに生かされていることに対する感謝の気持ちを込めて）。素直な心で過ごせますようにと念じ、瞑想をされたとか。

また、世界的な大企業であるソニーを率いていた井深大《まさる》氏、京セラの名誉会長である稲盛和夫氏、森永製菓の社長だった松崎昭雄氏、東武百貨店の社長だった山中鏆《かん》氏なども、皆、ＴＭの実践者である。

こうしたトップたちは、単に瞑想を自分のために実践しているというだけでなく、その効果を企業経営にも活かしている。

例えば、山中氏の場合、中村天風の思想にも影響を受け、そこから瞑想の効能に注目したようで、瞑想の効果についてこう語っておられた。

「以前は自分自身でも疑問を感じながら社員に言っていた経営方針も、いまや確信をもって部下に指導できるようになりました。瞑想は、ストレスを解消し、個々人の能力を引き出すには、極めて有効な手段だと思います」（『月刊ビッグトゥモロウ』１９９３年2月号）

また、森永製菓の松崎氏の場合、従業員と一緒に月に1回座禅を組んでいたそうで、かつて体験したあの大事件のときにも、瞑想が役立ったと語っておられる。

「病は気から、というようにイライラしたり、悩みをいつまでも引きずっていると、なかなか健康を維持することはできません。私にとってそういう心のコントロールに役立っているのが瞑想と座禅です。（中略）社長に就任した翌年の昭和59年に『グリコ森永事件』が起こりました。さっそく、対策本部を設置し『とにかく犯人には屈しない。裏金は絶対に払わない』という方針で臨みました。連日連夜のマスコミの攻勢に晒《さら》され、売り上げも6割くらいに落ち、精神的な修羅場

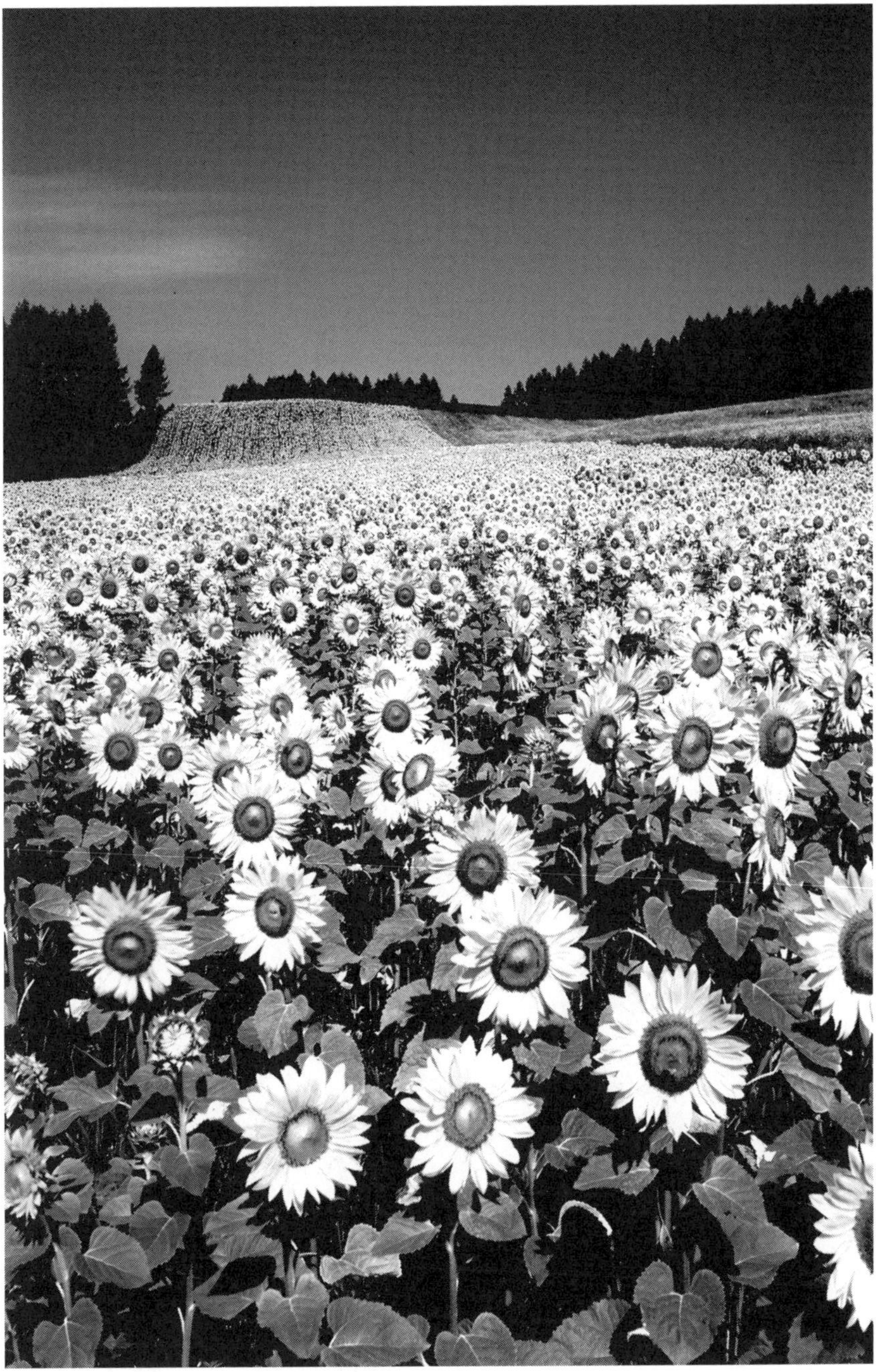

を味わいましたが、それでも不思議と平常心を保つことができました」（『月刊致知』２００３年1月号）

稲盛氏の場合、社員のメンタルヘルスの一貫としてもＴＭを用いており、瞑想のビジネスに対する有効性を存分に活用しておられた。次に紹介する稲盛氏の瞑想に対する認識は、欧米のビジネス・パーソンのそれとまさに一致している。

「ＴＭは、自分自身を大きな人間につくりかえる非常に明快で素晴らしいテクニックだと私は思っています」（『月刊ビッグトゥモロウ』１９９3年2月号）

ここで見てきた瞑想の効果をいち早く取り入れていった日本企業の経営者の例でも、座禅や中村天風などいくつかのきっかけを通して瞑想へと注目するようになった。こうしたことからも分かるように、日本には本来、瞑想を受け入れやすい精神土壌があるのだ。

瞑想についての正しい認識さえ得れば、日本のビジネス・パーソンにもこうした企業トップたちのように、瞑想の効果が自分のビジネスにいかに役立つものか、きっと納得してもらえるはずである。

近年、日本メディアも積極的な発信を開始

21世紀に入って、世界は精神世界の色彩が強くなってきているようだ。世界のメディアは瞑想を報道することに抵抗感はないし、驚くなかれ、日本のメディアが超越瞑想のことを肯定的に紹介し始めた。

２０１5年3月1日、朝日テレビが特別番組「世界の天才教育、林修のワールド・エジュケーション」を放映した。「子供を天才にする画期的な教育術」を取材して、世界数10ヶ国から選び抜いた五つの学校を紹介した。アイオワ州にあるアメリカ有数の名門校、私立マハリシ・ハイスクールがそのひとつである。マハリシスクールはマハリシ経営大学、大学院との一貫校で１９７1年に創立。ビートルズその他多くのアーティストが師と仰いだマハリシ・マヘーシュ・ヨーギーが創立した学校で、教育の根幹は「Conscious based education」意識に基づいた教育である。キャンパス内には二つの黄金色のドームがあり、学生や住民たち

が1日に2回瞑想をするために集まってくる。

マハリシ・ハイスクールは1学年約30名。全校生徒約90名の超少数精鋭エリート校である。

「意識に基づく教育は、学業、芸術、創造的な問題解決能力、スポーツ、理想的な市民の育成に前例のない成果をあげている。例えばマハリシ・ハイスクールの学生は常に全国標準テストのトップ1％に入る成績をおさめ、過去10年間に州や国家レベルの選手権で100回以上優勝している」（アシュレー・ディーンズ博士。マハリシ・ハイスクール校長）

その授業スタイルや授業時間はごく普通。しかしその実績はハーバード大学、マサチューセッツ工科大学、スタンフォード大学やカリフォルニア・バークレイ校へと多数が進学している。

その秘密はどこにあるのか？

2人の天才生徒——一昨年世界最大級の学生科学研究コンテストに出場、高校生ながら大企業も開発していない、低コストの3Dスキャナーを開発して表彰されたビンバ君と、国際基準の検定TOEFLで満点、教育の質などで全米1位に選ばれたバブソン大学のビジネスコンテストでも優勝したクイーナさんの両名は、「この学校ならではの特別な時間のお陰です」と言う。「特別な時間」とは学力を高めるための瞑想の時間のことで、学生たちは毎朝授業前に30分——瞑想への準備のヨガ（15分）と深い瞑想に入るための呼吸法（5分）、深い瞑想（10分）——を行っている。「集中力が高まり、脳が活性化、次々とインスピレーションがわいてきて、学力が向上する」という。

司会の林氏は、超越瞑想は各界のリーダー、例えばジョン・レノン、ジョージ・ルーカス、頭脳明晰なノーベル賞学者ブライアン・ジョセフソン等が実践していると紹介。「瞑想をすると直感が花開く」というスティーブ・ジョブズ（アップルの創業者）の言葉を取り上げ、瞑想をすればインスピレーションがわいてきて、発想が豊かになるとコメントをしていた。

アメリカでもっとも古い私立の陸軍士官学校ノーウィッチ大学（ベルモント州ノースフィールド）では瞑想を取り入れている。戦闘によるトラウマを予防し回復力を高めるために、超越瞑想がどのような効果をもたらすかを計測している。

南米のエクアドル・ベネズエラではこれまでに三つの陸軍士官学校で超越瞑想が導入され、3975人の士官候補生が実践。今後さらに海軍、空軍の軍人12万5000人に超越瞑想を教えることに決定しているという。瞑想を導入する理由は、「瞑想によって、国内の紛争や暴力といった否定的な出来事が減少して、平和や秩序と言った肯定的な出来事が増大するから」という。

世界のあちこちの学校や団体や刑務所で超越瞑想が取り入れられ、抜群の効果をあげているが、日本でもどこかで試してほしいものだ。

瞑想は国際的な動きになりつつある

インドのモディ首相の呼びかけで、2014年12月に国連が制定した『国際ヨーガの日』は6月21日。モディ首相は長年の超越瞑想者であるが、この日に世界中でヨーガのイベントを開催するように真剣に呼びかけている。こうして2015年、首都ニュー・デリーで開催された初めての『国際ヨーガの日』イベントには、首相も初め約35000人が参加した。

また、インド政府と各州のマハラジャの間で会談が持たれ、モディ首相とインド教育機関は、インドの公立学校の全ての教師に、超越瞑想を導入することにした。

超越瞑想とヨーガ、アーユルヴェーダの伝統の復興に供する功績を称えられ、マハリシはインド政府発行のカレンダーと切手となっている。

シンガポールの建国の父・リー・クアン・ユウも瞑想をしていた

私の好きな世界のリーダーの一人である、リー・クアン・ユウが2015年3月23日、91歳で他界した。半ば権威主義的・独裁的と批判もあったが、天然資源と水に恵まれないシンガポールに今日の繁栄をもたらしたその功績は誠に偉大で、その戦略的な発想には学ぶ点が多い。私の親友、Y.Y.Wong（ハーバードＡＭＰ同窓生。シンガポール経済界の大立者でリー・クアン・ユウとの親交が深かった）からリー・クアン・ユウの89歳のときのインターヴェー録画が送られてきた。

カトリックでベネディクト派の神父であるLaurence Freemanとの対談である。キリスト教徒どころか、どの宗教も信じていなく、本人は精神的な人間ではないと言っているが、リー・クアン・ユウはフリーマン神父から１９９２年、瞑想を学んだ。愛妻の死を契機にして、心の平安を得るために瞑想を始めたという。

この対談では「瞑想がリーダーとして決断を下す時にどのように助けになるか？　マントラが如何に心を静めるか?」を語っている。呼吸が楽になり、血圧も下がり、ストレスから解放されるという。朝多数のメールや、政府関係の諸問題で心がざわついているときに瞑想をすると心が静まるという。

「決断をするのに困っている時に瞑想をすることにしている。瞑想が終わっても、続けたいと思うとそのまま続行する。心は静まってくるが、問題はまだ未解決のままだ。しかし瞑想が終わると、ぱっと決断できるのだ」と。

そしてアドルフ・ヒットラーも瞑想をしていたら、あのような馬鹿な事はしなかったろうと言及して、世界のリーダーは瞑想をすべきであると勧め、会議の前には瞑想をしてからにすれば効率が上がると提言している。そして学校にも瞑想が導入されるべきであると主張している。

瞑想＝意識を扱う一手法と捉えよう

ここまで読まれた人は瞑想についての認識が変わり、ビジネスに役立ちそうだと思えるようになったかもしれない。それでもまだ、いくつかの瞑想に対する誤解が残っていそうだ。そこで、そうした誤解を解いていきたいと思う。

日本人の瞑想についてのイメージのうち、最も一般的で強力なのが、瞑想とは宗教的なものという誤解だろう。滝に打たれたり洞窟にこもったりして荒行をする山伏《やまぶし》や、お堂の中で何日も座り続ける禅宗の僧侶など、日本人にとっての瞑想のイメージにはどうしても宗教が結びついてしまう。

そこで、こんな疑問を持たれた人もいるかもしれない。

「瞑想が欧米で普及していることも、ビジネスに役立つことも分かった。実際に、大勢の企業トップが瞑想を実践しているらしい。その効果が科学的に立証されてもいるようだ。そのことを別に疑う気はない。でも、結局のところ、あなたの言っている瞑想というのは、何かの宗教なんじゃないか？」

この疑問について一言で明快にお答えすると、こうなる。

「瞑想は宗教ではありません」

だが、これではいくら何でも簡潔すぎるので、少し説明する。

瞑想は意識を扱う技術だと言っていい。単なる技術なのだから、瞑想をするのに特定の宗教的教義を信じる必要もないし、どこかへ行って礼拝をしたり教典を読んだりする必要もない。

逆に言えば、瞑想を始めた人がたとえどんな宗教を信じていようが、それで効果に違いが出ることなど全くないということでもある。キリスト教徒だろうが、仏教徒だろうが、イスラム教徒だろうが、どんな宗教のどんな宗派の信者だろうが、瞑想をするのに何の妨げにもならない。

だから、瞑想を始めるのに、それまで信じていた宗教を捨てなければいけないなどということは全くないのである。それまでどおり、どんな宗教でも自由に信じ続けていける。もちろん、無宗教だってかまわない。瞑想をするのに、そんなことは何の関係もないのである。

このことを、日本で馴染みの深い「座禅」を例にして説明してみよう。

日本に住んでいる人なら、テレビや雑誌などで、熱心に座禅を組んでいる欧米人を一度は見かけたことがあるだろう。これについて、日本人のなかにはちょっとした誤解をして、「キリスト教の国からはるばるやってきて、仏教徒になるための修行をしている」と思い込んでいる人もいる。ここまで誤解していなくても、仏教に興味があって、仏教の勉強をするために座禅をしていると思っている人は、案外多いのではないか。

これは勘違いである。

仏教の信者でなければ、座禅を組めないなどということはない。一般の人に座禅をさせてくれる多くの禅宗のお寺では、その人がどんな宗教を信じていても、同じように座禅の指導をしてくれる。

また、欧米から来た人も、キリスト教から仏教に改宗するために、座禅を組んでいるわけではないのである。もちろん、彼らのなかには、仏教に興味を持っている人も、実際に仏教徒となった人も含まれているかもしれない。だが、座禅を組んでいるほとんどの欧米人にとって関心があるのは、仏教という宗教よりも、心の問題を座禅が扱って解決してくれるという点にあるのだ。

つまり、座禅をするのに宗教は関係ないということなのである。

これは、ＴＭなどの場合も同様である。ＴＭは古代インドから伝わる哲学がその源なのだが、**ＴＭをやるのに、その哲学を信じる必要など全くないし、信じろと言われるようなこともない。なぜなら、信じようが信じまいが、瞑想の効果は同じだからだ。**

瞑想はこのように、宗教的な教義とも哲学を信じることとも全く関係なく、その効果を発揮するのである。

瞑想は宗教ではなく、意識を扱う技術である。

このことをしっかりと認識して、瞑想を宗教と結びつける先入観は、ぜひ、捨てていただきたいものだ。

ストイックな〝修行〟ではない！

次によく誤解されているのは、瞑想をするのに禁欲的な生活が必要だと思われていることだ。それまでの日常生活を捨てて深い山の中にこもったり、肉や魚など生臭いものは一切食べずお粥だけという生活をしたりなど、瞑想をするには、自分の欲望を我慢しなければならないというイメージを持っている人は多い。

これも山伏の荒行や、禅寺の禁欲的な修行のイメージなどから来る先入観である。

これについても、まず、端的に一言で答えておこう。

「禁欲はありません」

それまで日常に行っていたことで、何かを我慢したりやめたりしなければいけないものなどなく、全てそのまま続ければいい。

どこか人里離れた所へ行く必要はないし、肉でも魚でも、何でも好きな物を食べればいい。タバコや酒をやめる必要もない。もっとも、瞑想をしているとタバコについては自然に吸いたくなくなる人も多いが、これとて、別に瞑想の邪魔だからということでは全くないのである。

ただ、私がこのように言うと、こんな疑問を持つ人がいるかもしれない。

「でも、禅寺では禁欲生活をしているじゃないか。あれは瞑想じゃないのか?」

これについては、こうお答えしておく。

「禅寺で僧侶が行っているのは宗教的な修行です。瞑想はその一部にすぎません。禁欲を求めているのは宗教的な修行のほうで、瞑想が禁欲を必要としているのではありません」

要するにこの疑問は、宗教的な修行と、瞑想とを同じものだと誤解しているところから来ている。禅宗という仏教の宗派の修行が禁欲を必要としているのであり、瞑想にそれが不可欠なわけではないのだ。

実際、禅宗のお坊さんは仏教を修行中の僧侶に禁欲を求めはしても、座禅を教わりに来ている一般の人に日常的に僧侶のような禁欲をせよなどとはおっしゃらない。

このような誤解は、多くの宗教がその修行の一部に瞑想を取り入れているために生じている。そのため、一般の人の目から見れば、その宗教の修行と瞑想とが同じものに映り、混同してしまうのである。

これが誤解であることは、宗教と完全に切り離し、瞑想だけを行っている人々を見ればよく分かる。そのような瞑想法はいくつかあるし、多くの瞑想実践者はそうした瞑想法を行っているのである。

例えば、瞑想を完全に意識の技術として確立しているＴＭの場合、これを実践している人たちの日常生活は全く以前のままである。変わった点と言えば、朝夕2回、20分程度の時間を使って瞑想する日課が加わったことだけだ。散歩やジョギング、体操などを日課に加えたのと同じことである。禁欲など何の関係もない。

禁欲どころか、瞑想を実践すると、以前よりも健全な願望をかなえるのに役立つほどだ。瞑想をすると人間本来の力が引き出されてくるので、自然の理にかなうような健全な願望をかなえるための能力がアップするし、それをかなえようとする心のエネルギーが増してくる。

瞑想を行うと、心身ともに深い休息をとったのと同じ状態になる。心からはストレスがなくなり、体からは疲労が回復していく。そして、脳は最も秩序だった状態になるのだ。つまり、心も体も頭脳も、その人が本来持っている最高の状態になるのである。

だから、瞑想により能力がアップし、心にも体にも力がみなぎってくるわけだ。この状態が願望をかなえるのに有効なのは当然だし、自然なことでもあるのである。

瞑想に禁欲はない。むしろ、願望をかなえるのに役立つ。

これをよく覚えておいていただきたい。

簡単に、楽に、瞑想が誰にでもできる、心のエクササイズ

最後に解いておきたい誤解は、瞑想は難しいというものだ。

瞑想するには身体的に苦しいことをしたり、超人的な集中力を求められたり、難しい形而上の問題を理解したりする必要があると思っている人は多い。

確かに、座禅を何時間も組むのは足が痛そうだし、精神統一のため同じ所をじっと見つめ続けたりするの

は苦しそうだ。また、禅の公案などは、私も正直に言って、難しすぎてよく分からない。

こうしたことを行うのは、心をある状態にすることに目的がある。禅の場合、それは「無我の境地」などと表現される。心がこれに達するための入り口として、難しいことをいろいろと行うわけである。

だが、心をこのような状態にする方法としては、何も、苦しかったり難しかったりするものしかないわけではない。誰でも簡単に、しかも、少しの苦もなく実践できる方法だってある。

例えば、TMの場合なら簡単で苦痛もない。どこでも好きな場所に楽に座り、ある特定のキーワードを心の中で使う。そうするだけで、瞑想することができる。

努力も集中力もいらない。この間、精神統一などする必要はないので、別に精神を集中させる努力などしなくても、自然と瞑想へと入っていき、禅で言う「無我の境地」と同じ心の状態へと入ることができる。

だから、4歳の子どもでも実践できるのである。

しかも、TMの技術を習得するのも簡単なものだ。資格を持った教師の1日2時間程度の講習を4、5日ほど受ければ、それだけで習得できてしまう。

あまりにも簡単なので、にわかには信じ難いかもしれないが、これは事実である。そのことは、いままで多数紹介してきたTMの実践者が皆さん体験しているし、また、私自身も体験しているので、間違いなく断言できる。

さて、ここまで述べてきたことで、瞑想についての主な誤解は解けたはずだし、瞑想に多少の興味は持っていただけたことだろう。

第三章　瞑想とは何か？マインドフルネスとの違い

この章では、瞑想に関する一般的な知識をご紹介する。数々の瞑想法についてその分類や具体的な方法、瞑想と数々の宗教との関わり、日本で馴染《なじ》みの深い禅や密教との関係、瞑想の起源であるヨーガについてなど、瞑想というものの全体像が分かるような情報をお伝えしていく。

瞑想の様々な手法

瞑想には様々な方法がある。古代インドから遡れば2500年以上の歴史があり、古くからの啓典に基づくものから、現代人用にアレンジされたものから、少なくとも500以上の瞑想法があると言われている。心を鎮めるために、あるいは心の奥にある領域へと達するために古来から多くの聖人や賢者が瞑想の手法を工夫してきた。

瞑想法は脳科学の視点から次の3つの種類に分けられる。

2010年フレッド・トラヴィス博士の論文「Consciousness and Cognition」と、瞑想について100以上の論文を発表しているオーム・ジョンソン博士の論文を基に大別してみる。

オーム・ジョンソン博士は「基本的に全ての瞑想テクニックの目的は、幸福で、成功した、ストレスの少ない、より充実した人生を生きること、すなわち、自然を組織している知性とより親密になること」と定義

している。

(1) 集中法＝禅、ヴィパッサナー、マインドフルネス等

一つの対象、思考、あるいは生理的プロセス、例えばローソクの火や花の絵をじっと見たり、水滴の音に耳をすませたり、ある深い感情（他者に対する慈愛の念など）を思い続けるなど、何かに意識を集中させるやり方である。

自分の吸ったり吐いたりする息を数える、禅の数息観や、「犬にも仏性はあるか?」といった宗教上の疑問や形而上学の問題を課題として与えられ、ひたすら集中して考え抜く「禅の公案」、またマインドフルネスには色々なプログラムがあるが、その一つのプログラムは、自分の吸う息と吐く息の流れに意識を集中させる。

(2) 観察法＝マインドフルネス、クリヤヨガ等

マインドフルネスの他のプログラムは、外界の捉え方・感じ方に対してストレスが与える影響を管理する方法を教える。心に浮かんでくる想念や感情を冷静に観察していく。内側に起こる様々な変化に対する気づきを拡大させる。冷静に観察することによってストレスに対して感情的に反応しないようになってきて、ストレスを管理できるようにする。例えば怒りの湧いた時、平静さを保ち、常に中立であるように努めるか、「そのような想いは自分とは関係ない」と考えるように訓練する。このようなテクニックは、目を閉じていても、活動している時でも実践でき、ストレスの管理に役に立つ。

(3) 自動的な自己超越法＝超越瞑想

超越瞑想は、集中法や観察法のアプローチとは全く異なるアプローチをとる。

ストレスを管理するのではなく、ストレスの生理的基盤をとりのぞくのである。

マントラを努力せずに用いることで、心が自動的に深い休息の状態になり、内側が機敏に、脳全体の同調

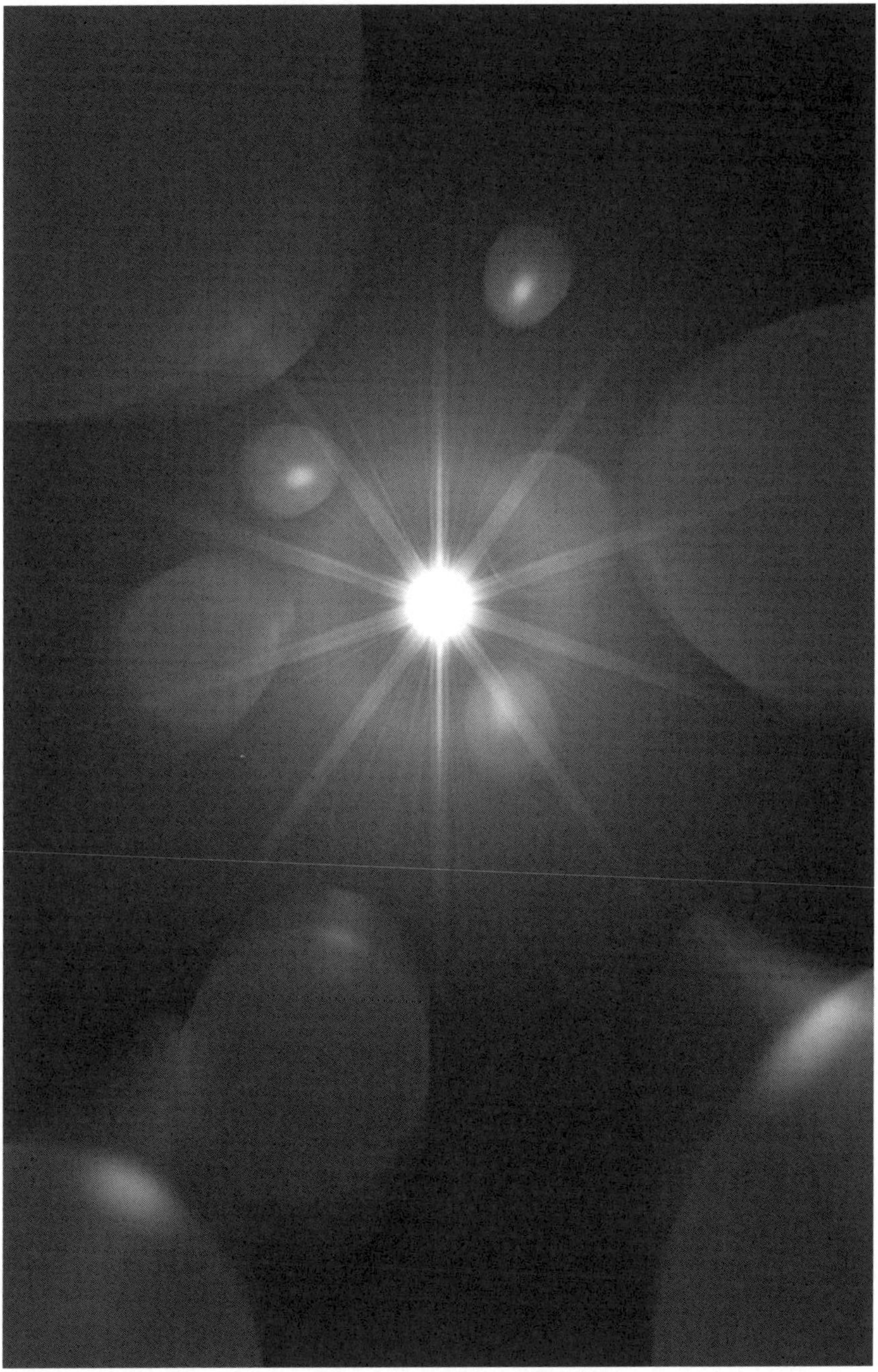

度が高まる。この安らぎに満ちた機敏な状態は、目覚めている時、夢を見ている時、眠っている時の意識状態とは全く異なる。心は、より大きな魅力へ自動的に惹きつけられていくので、超越瞑想には努力が不要なのである。

私たちの心は、より興味深いもの、より美しいもの、より愛と調和に満ちているものに惹きつけられていく。心の活動のより静かで、より微妙な領域は本質的により魅力的である。なぜならそれらの領域はより安定して、調和がとれているからだ。超越瞑想の実践中、心は内側へ惹きつけられるので、自動的に自己を超越する瞑想法と表現されている。

三種類の瞑想法の特徴を図式化したものが以下のとおりである。

三種類の瞑想のうち、集中法と観察法は、心の活動的な領域で作用して、ある程度の精神的な努力を必要とする。これに反して、超越瞑想では心は努力することなく、自動的に静寂な精妙なレベルに超越して、静

三種類の瞑想法の特徴

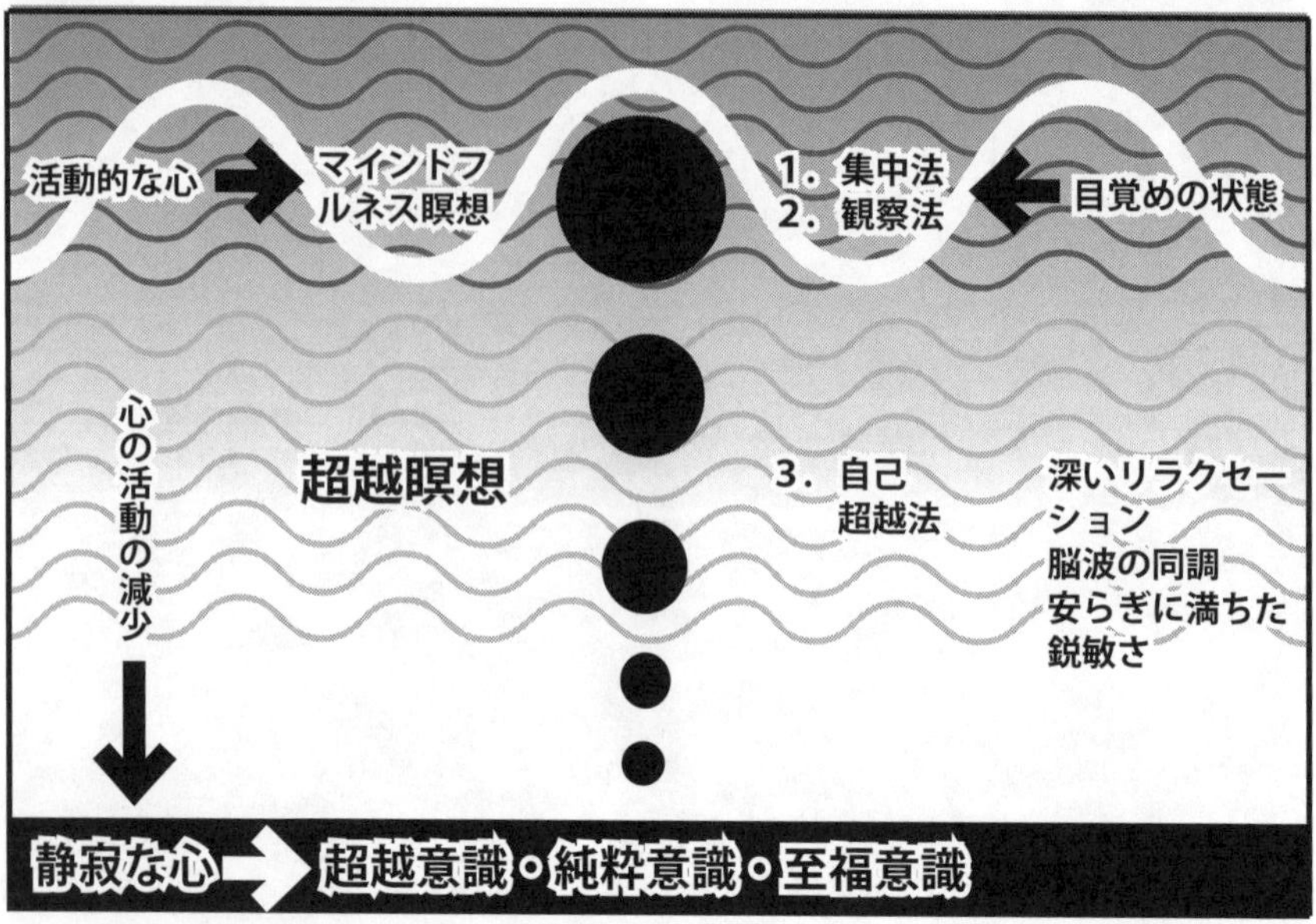

出典：https://www.tm-meisou.org/blog を参考に作成

かな心　すなわち第四の意識状態である超越意識を体験する。努力をしている間は、心が静まることはない。

多くの査読化された科学的論文によれば、

①ＴＭは不安を解消し、抑うつや敵意が減少させる最も効果的な瞑想法である。

②より肯定的な視点で世界をとらえ、自己実現に至る最も効果的な瞑想法である。

③集中法のようにある対象に集中することなく、観察法でやるように感情的な反応の管理をすることなく、努力しないで、自然に知能、創造性、学業成績の向上等々の達成がなされる最も効果的な瞑想法である。

――ことが検証されている。

マインドフルネス瞑想法は、集中法と観察法の両方のアプローチが含まれているので、レベルの異なった心の制御をする必要があり、その結果、かなり大変な努力を必要とする。それとは対象的に、ＴＭは何の努

Meditation techniques and their impact on the brain

瞑想法と脳への影響

	超越瞑想	マインドフルネス（観察法）	集中法
脳波	アルファ波	シータ波	ベータ波
ＥＥＧ image	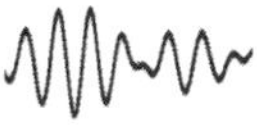	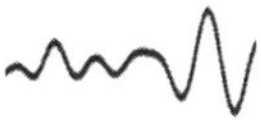	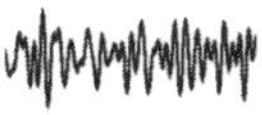
脳波の説明	リラックス、幸福、集中	夢の状態に類似	ロジカルシンキング、課題解決
努力の必要	不要	観察する努力が必要	大きな努力が必要

出典：https://jp-tm.org/quality/ を参考に作成

力もなしに、安らぎに満ちた機敏さを生み出し、ストレスを内側から修復するので、身体は十分な休息が取れ、脳の機能は、左の脳と右の脳の周波が同調され、集中力が高まり、ストレスが減少され、至福の感情が湧いてくる。

異なる瞑想は異なる脳波パターンを生み出す（図表「瞑想法と脳への影響」参照）。

チベット仏教の伝統的な慈悲の瞑想では、感情を司る脳の部位が活性化するし、マインドフルネスでは意思決定などの実行機能を司る前頭部が活性化される。超越瞑想では、私たちが普段経験している「目覚め」「夢」「眠り」の意識とは異なる潜在意識の第四の意識、「純粋意識」を体験する。この意識状態が深い静寂の状態で、大きなエネルギーに満ちた状態で、自然にリラックスとともに集中力が生まれてくる。

宗教や思想と瞑想の関わり

瞑想には様々なやり方のものがあり、また、洋の東西を問わず幾多の宗教や思想、哲学、文化に影響を及ぼしてきた。だが、どんな瞑想法においても、あるいはどんな宗教や思想の場合でも、その目的とするところは同じだと言っていい。

それは、自分の心の奥にある領域に達することである。

このような領域のことを、これまでTM《ティーエム》では「純粋意識」と呼び、また、禅では「無我の境地」、ユングは「原始心像」と呼んでいたことなどを紹介してきた。

このほかの思想や宗教にも同じものを指す言葉はあり、例えば、中国の老荘思想ではタオ「道」、ギリシャ哲学のプラトンは「善のイデア」などと呼んでいる。また、瞑想の源流であるヨーガの言葉では「サマーディ」と呼び、古代インド哲学に近いところから成立した仏教が中国に入ったときには、この言葉に

「三昧《さんまい》」という文字を当てた。

この文字が仏教とともに日本へと入り、現在でも「ざんまい」という言葉として使われている。ちなみに、いまの日本では「温泉ざんまい」とか「グルメざんまい」などといった具合に使われているが、これらはいずれも「心の底から感じる至福の境地」というニュアンスで用いられており、意外と本来の意味に近い。

さて、このように、古来、人々は心の奥にある領域に対して関心を示していた。それは、この領域から何か素晴らしいものが湧き起こってくるということを、経験的に知っていたからである。

日本でも「火事場のバカ力」などと言うが、突然、自分の身に危険が起こったときなどに、超人的な力を発揮することがある。そんなときは、当の本人でさえなぜ自分にそのようなことができたのか分からず、ただ「無我夢中」だったとしか言えない。そこで、この「無我」の状態には、何か素晴らしいものがあると知るわけである。

また、心の奥にある領域はアイデアやひらめきの源泉であり、優れた芸術がそこから生み出されると考えられてきた。そして、有名な芸術家のなかには、その領域のことについて表現している者もいる。

例えば、イギリスの詩人であるテニソンやワーズワースは、そのような境地へと達した体験を詩や文章にしているし、日本でも芥川龍之介が『戯作三昧《げさくざんまい》』という短編小説で、「さんまい」という忘我至福の境地にある戯作者が傑作を生んでいく様子を描写している。

このように、東洋だけでなく西洋においても、心の奥にある領域が素晴らしい力を発揮することは知られていた。そのため、瞑想はそこへと到る方法として様々な宗教や思想に取り入れられ、文化に影響を及ぼしてきたのである。

瞑想と呼吸法

ほとんどの瞑想法は呼吸と密接な関連がある。その共通項についてお話ししてみる。

まず、重視されているのは腹式呼吸と丹田《たんでん》集中である。

腹式呼吸というのは横隔膜を上下させることで行う呼吸で、胸ではなく腹を膨らませる感じで行うものだ。普段の呼吸では肺活量のほんの一部しか活用していない。肺活量は男性で6000cc、女性で4200ccくらいだが、そのうち500ccほどしか使っていないという。腹式呼吸を行うことで、肺の容量いっぱいの空気を出し入れできるようになるわけだ。

丹田というのは、下腹部にある。これは臓器などを指す言葉ではなく、下腹部のある位置を意味している。頭頂部から真っ直ぐに地球の中心へ向けて引いた線を縦軸とし、臍《へそ》の下3㎝あたりから体の内奥へ水平に引いた線を横軸とすると、縦と横の軸が交差したあたりが丹田である。意識をこの丹田に置くと気持ちが安定しやすいとされ、禅などを含めた多くの瞑想法では、丹田集中を重視するのである。

また、呼吸には吸う息と吐く息があるわけだが、吐息重視を教える瞑想法が多い。吐息重視とは、なるべく多く息を吸おうとするより、なるべく多く息を吐こうとするほうが、呼吸法は上手くいくということだ。

息を吐くときは、少しずつゆっくりと腹の底から搾り出すようにする。呼吸法で肝心なのは肺の容量を充分に使い、多くの空気を出し入れさせることだが、しっかりと息を吐けば、自然と多くの空気が入ってくるわけである。つまり、吐息重視とは、呼吸法を上手く行うコツのようなものだ。

一般に、息を吐くときには弛緩し、息を吸うときには緊張する動きとなる。現代人は緊張状態にあることが多いので、リラックスさせるため、吐息を重視するという面もあるのかもしれない。

呼吸のときにイメージを持つようにと教えることも、多くの瞑想法で共通している。

息を吐くときには体内のネガティブなもの（邪気）を体外に出してしまう感覚で行い、息を吸うときには、新鮮な酸素と宇宙の生命エネルギーを取り入れて、それが全身に行き渡るような感覚で行う。このようなイメージで呼吸法を行うわけだ。

このほかにも、足の裏から上体に吸い上げて足の裏から出す、全身の毛穴から老廃物が出て宇宙のエネルギーが入るなど、イメージには様々なものがある。

だいたい、以上のようなものが呼吸法で共通して重視されている事柄である。

呼吸法のポイント

続いて、具体的な呼吸法のやり方をご紹介する。

まず、ヨーガの呼吸法を例にして、腹式呼吸と丹田集中の基本的なやり方についてお話ししよう。

腹式呼吸については、次のように行う。

まず、息を吐くことを身に付ける。両足を腰幅に開いて立ち、腹部に両手を当てて、軽く押しながらゆっくりと上体を曲げ、8から12秒くらいかけてお腹をへこませながら、口から息をゆっくりと吐く。このときのイメージは、二酸化炭素だけでなく心身の毒気や邪気、腹や胸にたまった憎悪や悲哀などの否定的なものも全て吐き出すつもりで行う。

次に、口を閉じ、足の裏から良い気を吸い上げるイメージで、静かに上体を起こしながら、8から12秒かけて、腹を膨らませながら、鼻からゆっくりと息を吸う。これを3回繰り返す。

続いて、上体を伸ばしたまま、後は同じ要領で、鼻から吐き、鼻から吸う。これを5回から30回繰り返す。吐いたり吸ったりするのに8秒ももたない場合は、4秒吐き、4秒吸う練習を行う。これが腹式呼吸の基本である。

丹田集中については、気と一体になったり離れたりする練習を行う。

気は丹田にあり、意識は眉間《みけん》にある。これは、丹田は据わり安定していて気力に満ちて熱く、眉間は冷静な識別力があって涼しいという心身の状態のことだ。まず、このような状態をつくる。

次に、目を閉じてあぐらをかいて座り、手は親指と人差し指で輪をつくりほかの指はまっすぐ伸ばす。背筋を伸ばして、丹田に気を沈め、意識も丹田に集中する。この状態で、3分から10分の腹式呼吸を行う。

そして、気は丹田に沈めたまま、意識を眉間に戻して終わる。以上が丹田集中の練習である。

次に、本格的な呼吸法の入り口となる、完全呼吸法についてご紹介する。

目を閉じてあぐらで座る。両手を組んで後頭部の首の付け根に当てて胸を開き、腹をへこませながらゆっくりと4秒吐く。次にひじを閉じて胸から息を搾り出すように4秒吐き、更にひじを閉めながら4秒かけて肩から吐ききる。

続いて、ひじを少し開きながら4秒かけて腹を膨らませて息を吸い、ひじをより開きながら胸へ4秒、ひじをいっぱいに開きながら肩から上へ4秒吸う。

これを5回から10回続ける。これが完全呼吸法である。

このほか、片鼻呼吸法というものもある。

右手の親指で右の鼻の穴、薬指と小指で左の鼻の穴を開閉する。残りの二指は眉間の中心に触れておく。

目を閉じてあぐらで座り、指を使って左鼻を閉じて右鼻からゆっくりと4秒、腹をへこませて息を吐き、指をそのままにして腹を膨らませて4秒吸う。

次に、両方の鼻を塞ぎ、息を4秒止めて気息を丹田へ下ろし、気と意識を体内に巡らせる。

今度は左鼻を開けて、右鼻の場合と同じように息を吐いてから吸う。それからまた、両鼻を塞いで息を止めて、気と意識を体内に巡らせる。

ここまでを1回とし、これを5回から10回繰り返す。これが片鼻呼吸法だ。

以上が呼吸法としてよく知られているものだろう。

ちなみに、TMでも呼吸法は重要だが、こうしたやり方で意識的にコントロールすることは一切ない。

それは、TMを実践することで自然に呼吸も相応《ふさわ》しいものになるためで、意識的なコントロールを必要としていないからである。

瞑想の源流、ヨーガについて

現在行われている体系的な瞑想法は、ほとんどがヨーガを源としている。ヨーガは古代インドの賢者、リシが認知したヴェーダの知識のなかにあり、「存在」に関する知識であるウパニシャッドとも関連がある。

ヨーガは数千年もの歴史の間に数多くの流派へと分かれ、現在の主な流派は九つだと言われているが、どのヨーガでも瞑想は共通して行われている。

ちなみに、インド以外の地域で流行しているのは、ハタ・ヨーガと呼ばれるもので、これは体操を中心とした体力づくりをする鍛練的なヨーガである。そのため、インドの外で「ヨーガ」と言えば、体操のようなものと誤解されているのだが、あくまでも、数多く存在しているヨーガの一つにすぎない。

さて、そのヨーガの原典と言われているのが、「ヨーガ・スートラ」である。これは、紀元前2世紀から紀元後5紀頃までに成立したと考えられている。それまでにあった様々なヨーガの教説を、ヨーガ学派の開祖であるパタンジャリーがまとめたものである。

この「ヨーガ・スートラ」には、「無我の境地」や「純粋意識」に対応する「サマーディ」と呼ばれる状態へと達するまでの、八つの段階について述べられている。これは、ヨーガの八支則というもので、ヨーガの基本的な考え方が示されている。

それは、次のようになっている。


第一ヤーマ（禁戒） 社会生活における倫理規制。暴力を使わず、盗まず、正直に禁欲生活をし、欲張らないで生活する。

第二ニヤーマ（勧戒） より積極的な社会的倫理規制。心身を清潔に保ち、知識を積み、苦行を行い、経を唱え、神への祈りを続ける。

第三アーサナ（座法） ハタ・ヨーガのこと。座法すなわち座り方が問題とされ、背骨を真っ直ぐにして座ることを重視される。そのほかにも、立った状態や横になった状態についても様々なポーズがある。そのような姿勢をとりながら呼吸法を行い、かつ、瞑想する。

第四プラナ・ヤーマ（呼吸法） 体内から邪気を出し、プラナ（気）を体内に取り入れて、心身をリフレッシュし、活性化させる。精神的なものを、エネルギー源として心身にみなぎらせていく過程である。

第五プラティヤハーラ（制感） 感覚を制御することである。見たり聞いたりする対象を意識するのではなく、それらを感じる自分の視覚や聴覚を意識し、それを自覚して身体感覚を養う。そうすることで、自分の感覚を制御できるようにする。

第六ダーラナ（精神集中） 物や出来事などを通して意識を集中させる訓練を行う。これにより、悩みにとらわれず、意識をある観念に集中していくという能力を得る。

第七ディヤーナ（瞑想） 経験する対象が感覚を通して入ってくるが、それに対するこだわりがなくなり、あらゆる現象が意識を何のこだわりもなく通過していく。

第八サマーディ（三昧） 瞑想の最高段階のことで、禅で言う悟りに近いものである。

最初の二つの段階は、日常の行いに関する規範を示している。次の二つは心理的な制御であり、その次の二つは身体面の制御である。そして、最後の二つは訓練や技法ではなく、状態を表している。

つまり、第一から第六までの段階を経てトレーニングをしていくと、第七や第八の状態に達し、何ごとにもとらわれない静かな精神状態と、宇宙と自分が一つとなるという体験が得られるということである。

この八支則の考え方は仏教全般にも影響を与えており、基本的な修行として取り入れられている。

ところで、マハリシは、八支則の順を追ってサマーディ（三昧）に至るという認識に誤りがあるとする。最初にディヤーナ（瞑想）とサマーディがあり、残りの六つの段階は、その結果、自動的に起こるとしている。

瞑想と仏教の関連性

歴史的に見て、日本において瞑想は、仏教を通して行われることが多かった。そこで、われわれ日本人に馴染みの深い、仏教と瞑想との関係について紹介してみよう。

仏教と瞑想のかかわりは古く、開祖である釈迦《しゃか》が悟りを開いたときに瞑想を行ったとされており、それ以降も座禅をよく行ったようだ。そのため、仏教ではその真髄を体得する行として禅を取り入れていった。

ちなみに、この「禅」という語は、古代インドの言語であるサンスクリット語で瞑想を意味する「ディヤーナ」から来た言葉である。

さて、日本で瞑想と言えば、まず、禅宗での座禅を思い浮かべるだろう。

仏教の各宗派のうち、禅を重視するものを禅宗、あるいは座禅宗、禅仏教と呼ぶ。禅宗では内省的な傾向が強まり、心静かに座禅を組んで瞑想し、真理を観察することで、心身ともに安定した状態を得ようとする。

この禅宗が、中国経由で、鎌倉幕府成立の前後に日本に入った。

日本の禅宗のうち、栄西《えいさい》が開いたのが臨済《りんざい》宗、道元《どうげん》が開いたのが曹洞《そうとう》宗である。この二つが日本における禅宗の主な宗派であるが、両者の禅の修行には少しやり方の違いがある。臨済宗のほうが座禅だけでなく公案も用いるのに対し、曹洞宗では「只管打座《しかんたざ》」と言って、ただひたすらに座禅を組むというやり方をとる。

ところで、日本社会に仏教が本格的に入ってきたのは、9世紀の初めに最澄《さいちょう》と空海《くうかい》によって密教が伝えられてからのことだ。古くから日本で信仰されていただけあって、以降の日本仏教の歴史においても、密教の影響が強く残っている。例えば、日本における禅宗の開祖である栄西や道元も、中国へ渡る前には、最澄の開いた天台宗の比叡山延暦寺《えんりゃくじ》で修行している。

また、天台宗、真言宗ともに中世には山岳信仰と結びついた修験道を生んでいる。修験道といえば深山で瞑想する山伏《やまぶし》がイメージされるように、密教には瞑想する仏教という印象が強い。

最澄や空海がこのときに日本へと伝えた密教は、7世紀のインド密教を中国経由で継承したもので、古代インドのウパニシャッド哲学を色濃く反映しており、ことに空海の真言密教にはその傾向が強かった。

空海が開いた真言宗には、神秘的なイメージがある。これは、天台宗を起こした最澄がインド密教が中国の影響を受けた形で日本へと持ち帰ったのに対し、空海は原始仏教に近い形で日本へと持ち帰ったからだと言われている。例えば、真言密教は、ウパニシャッドの梵我一如《ぼんがいちにょ》というテーマをそのまま柱としている。

さて、密教での瞑想は、その形が禅宗の座禅と同じである。ただし、禅宗は身の行であるのに対し、密教は意の行だと言われる。また、禅では瞑想の目的として精神統一や執着から抜けることを重視するが、密教では絶対者との合一という側面を重視する。

先ほど説明したヨーガの八支則に照らしてみるならば、禅が第七のディヤーナを重視し、密教が第八のサマーディを重視すると言えるかもしれない。

このように、日本の仏教における瞑想にも、古代インドの影響が強く残っているのである。

キリスト教、中国思想と瞑想

続いて、仏教以外の宗教や思想と瞑想との関わりについて見てみたい。

まず、キリスト教についてだが、この宗教にも瞑想の伝統がある。

ことにカトリックにおいては、黙想や観想という瞑想法が実践されていた。観想というのは、何か一つの対象に心を集中して、深く内省するというものである。

16世紀には、イエズス会を創始したイグナチオ・デ・ロヨラが、伝統的にカトリックに残っている瞑想について体系化し、『霊操』という本を著した。これは、身体性を重視した修行の指南書である。

また、中国思想のなかにも瞑想はある。

いまからおよそ2700年前に、インドからヒマラヤを越えて、当時の中国の都まで続く道ができて、ヨーガなどインドの文化が入ってきた。例えば、ヨーガなどで生命力を意味する「プラーナ」という言葉があるが、この概念を表現するために、「気」という文字が生まれたという。

ここから、中国の「気」の文化が始まり、これが今日の中国にまで影響を及ぼして、現在の気功へと続いている。

気功という名称は第二次世界大戦後の中国政府により用いられるようになったもので、現在では2000を超える流派がある。それらは、医療の気功、健康を目的とする気功、武術に用いる硬気功などに分類できる。気功のなかには、体操のような動功、座禅のような静功などもある。

また、紀元前の殷《いん》の時代から中国には陰陽《いんよう》の二元論があり、また老荘《ろうそう》思想が古くからあった。この老荘思想は道教《どうきょう》とも呼ばれる。

道教の「道《タオ》」とは人間の心の奥にある領域につながる概念で、TMでの「純粋意識」と同じものを指していると考えられる。道教の導士たちは修行の過程で、古くから「道」へと到る一種の瞑想を実践していた。そのため、道教にとってプラーナなどヨーガの概念は馴染みやすく、これを吸収していったようだ。

このように中国思想においてもヨーガの影響は見られ、また、瞑想が実践されているのである。

TM《ティーエム》(Transcendental Meditation)の歴史

ここまで、瞑想について一般的なお話をしてきたが、その最後に、これまで何度も話題にしてきたTMと、その創始者であるマハリシについて、もう少し詳しくご紹介する。

マハリシは1941年、物理学を学びアラハバード大学を卒業後、ヒマラヤのふもとにあるジョーティル・マットの地で、聖スワミ・ブラーマナンダ・サラスワティ大師の弟子となる。

サラスワティ大師は、シャンカラーチャーリヤの座にあった。これはインドにおける最高位の精神的指導者という意味を持つもので、サラスワティ大師は古代インドの知識体系であるヴェーダの継承者である。いまから2700年ほど前に成立したと言われるヴェーダは、時代とともに一般の世界では散逸していったが、その知識は各時代のリシ(賢者)からリシへと口伝《くでん》で継承され続けていった。サラスワティ大師はその知識の現代における継承者で、インドの前大統領であるラダクリシュナン博士から、「ヴェーダンタの化身」、すなわち完全なる知識の具現者と称えられた人物である。

マハリシはサラスワティ大師のことを、敬愛を込めて「グル・デヴ」という尊称で呼んでいる。これは、神のような先生という意味だ。ちなみに、マハリシも尊称であり、「マハ・リシ」、すなわち偉大な賢者という意味である。

さて、マハリシは13年間にわたり、サラスワティ大師の指導を受け、その哲学と瞑想法を受け継いだ。この瞑想法は長い年月にわたってヒマラヤの地にとどまり、それを教わる資格のある者だけに伝えられてきたものである。だが、マハリシは、この瞑想は全ての人が学べる時代になったと考え、その方法を科学的に体系化し、多くの人へと伝えることにしたのである。

マハリシはこの瞑想法を、そのほかに多く存在する瞑想法と区別するために、Transcendental Meditation、すなわち超越瞑想法と名づけた。

１９５８年、マハリシはヒマラヤを出て、欧米をはじめとして世界にＴＭを紹介し始めると、瞬く間に注目されるようになり、世界中にこの瞑想法が広まっていった。

70年代からは、ＴＭについての科学的研究が急速に進められて、２００を超える研究機関により実験と追跡調査が行われ、６７５を超える研究論文が出されている。現在、ＴＭは統計的に効果が実証されている唯一の瞑想法である。

第四章　瞑想はなぜビジネスに役立つのか

この章では瞑想の数々の効果がなぜ現れるのか、瞑想が心身にどのような変化を与えているかなど、瞑想のメカニズムについてお話しする。瞑想の効果が現れるメカニズムとしてはＴＭ《ティーエム》の理論と哲学について、心身に与えている変化に関する説明としては、欧米の研究機関で行われてきた科学的な実験とその結果について、それぞれご紹介していく。

古代インドから伝わる実践的な知識

瞑想法には様々ある。キリスト教にも瞑想はあるし、仏教のなかでは禅や密教が特に瞑想と関わりが深い。あるいは中国の気功から入る瞑想法もある。

だが、現在行われている体系的な瞑想法のほとんどは、古代インドの頃から伝わってきたヨーガを源としている。

ヨーガと言うと、体を複雑に折り曲げたりするインドの特殊な体操だと思われているかもしれないが、そうではない。ヨーガとは「宇宙と自分との統一」を意味するもので、古代インドのリシと呼ばれる賢者が認知した知識の体系に含まれていた。このような知識を文献としてまとめたものが、最古の聖典ヴェーダである。

そして、宇宙と自分との統一へと到る一つの方法として、ディヤーナと呼ばれる瞑想法が伝えられていたのである。

この古代インドから伝えられていた瞑想法は、仏教の成立と極めて関連が深い。仏教の開祖である釈迦《しゃか》は、紀元前5世紀の古代インドに生まれた。釈迦が菩提樹の木陰で悟りを開いたとき座して瞑想を行ったと伝えられているが、これはヨーガの瞑想だっただろうと言われている。

古代インドの知識を体系としてまとめたものがヴェーダだったが、この貴重な文献は長い歴史のなかで散逸してしまった。

そのため、ヴェーダの知識は、代々の賢者たちから後継者へと、口伝《くでん》という方法によって、細々と現代にまで伝えられてきた。

現在この知識は正統な継承者であるグル・デヴから、マハリシ・マヘーシュ・ヨーギーに受け継がれている。マハリシは大学で物理学を学んだ人でもあり、教育者、哲学者としても知られている。

そして、マハリシは、自らが受け継いだヴェーダの知識を再び体系的にまとめ、文献として再構築していったのである。

そのマハリシが瞑想法として体系化したのがＴＭである。ＴＭはTranscendental Meditationの略であり、日本語では超越瞑想法と訳されているが、国際的にはＴＭという呼称が一般的になっている。

つまり、ほとんどの瞑想法の源であるヨーガを、現代に入ってからきちんと体系化したものがＴＭであり、そこには瞑想法一般に通じる共通項が含まれていると考えられる。

そこで、このＴＭの理論に基づいて、瞑想のメカニズムを紹介していこう。

瞑想の原理とは

瞑想というのは日常の思考レベルを超越して、意識の基底領域へと到ろうとする方法である。潜在意識、深層心理などと呼ばれる領域のさらに奥に、意識の基底はあると考えられている。

これをマハリシは、「純粋意識」と呼んでいる。禅では「無我の境地」、精神分析では「原始心像」と呼ばれるものと同じである。

古くから人々は、この基底領域へとコンタクトできたときに、思いがけない力や絶対の幸福を得られると、体験的に知っていた。そこで、瞑想によってその力を手に入れようと、様々な手法が工夫されてきたのである。

その手法は様々だが、ＴＭの場合、特定のキーワードを使うことで純粋意識へと辿り着く。このキーワードは、ＴＭで「マントラ」と呼ばれているものだ。

ちなみに、弘法大師・空海《くうかい》の開いた真言《しんごん》宗の「真言」とは、このマントラの訳語であり、その意味では日本でも馴染《なじ》みの深い用語だと言える。

それでは、なぜ特定のキーワードを用いることで純粋意識へと辿り着けるのか、その理由についてご説明する。

古代インドより続くヴェーダの伝統では、ある特定の想念や音が、日常レベルの思考を超越するのに最大の効果をもたらすと伝えているが、ＴＭで用いるキーワードについても、言葉の意味よりもその「音」に力がある。つまり、純粋意識へと辿り着くのに最適な「音」を持った言葉が、キーワードとして選ばれるわけだ。

私たちの心は、通常、外に向いて活動している。そして、大小様々な思考や感情が膨大な数で湧き起こっている。生理学的に言えば、このときの心の状態は「励起《れいき》」しており、非常に活動的になっている。

ＴＭで用いるキーワードは、この活動的になっている心の状態を鎮める作用をするのである。キーワードを発していると、その「音」が持つ波動が瞑想者の神経系に働きかけ、心の活動を沈静化し、最小の励起状態へと導く。

このとき、体は心と連動して、非常に深い休息状態へと入る。

こうして、ＴＭのキーワードは瞑想者を特定の生理状態へと導き、神経系全体に、活動状態でも非活動状態でもない、中間的な状態をつくり出す。このときの意識は、目覚めているときとも、眠っているときとも、また夢を見ているときとも異なる状態になる。

それまで知られていた三つのいずれとも違う意識状

態なので、これは「第四の意識」と呼ばれている。

この生理状態になることで、純粋意識を経験することができるわけだ。

これが、瞑想状態へと到るまでの原理である。

瞑想の哲学① 純粋意識は生命力の源

ＴＭの技術を用いれば、瞑想を実践するのはあっけないほど簡単にできる。だが、この技術の基盤には古代インドの哲学があり、非常に奥が深い。

そこで、マハリシの説くところに基づいて、今度はその哲学をご紹介し、瞑想に関する理論付けを簡単に行ってみる。

宇宙は意識の場から生まれたと、マハリシは言う。その意識の場は想念のエネルギーの基盤をなすもので、宇宙創造に用いる究極の原料のようなものだという。この意識の場をマハリシは、「存在」と呼ぶ。

そして、この意識の場こそ純粋意識でもある。

つまり、純粋意識とは人の心の奥底にあり、人の想念の源であると同時に、宇宙の創造と関連するような自然のエネルギーそのものでもあるわけだ。

「存在」は、宇宙を支配するものとして万物——全ての人——の本質に内在している。「存在」はあたかも強力な実業家のように、現場にはその姿を見せなくとも、背後で全ての事業を効率的に動かしている。

この「存在」は本来、至福に満ちており、知性、創造性、安定性、永遠性をその本質としている。そして、「存在」は無限のエネルギーでもある。

この「存在」は人の心の奥にも純粋意識としてある。人の生命も、本来、至福に満ちており、無限のエネルギーをその根底に持っているわけだ。

つまり、純粋意識とは生命力の源でもあるのだ。だから、瞑想により純粋意識を経験することで、生命のエネルギーを高めることにもなる。

瞑想は「存在」に関する技術だと考えられる。これにより、「存在」の持つ力と価値を自分のものにできるからだ。心が「存在」の領域に調和するようになると、心は無限のエネルギーを手に入れ、生命力を高めていく。その生命エネルギーは、思考力、知性、創造性、幸福感などの状態として現れる。

これが古代インドから伝わってきた宇宙観であり、それを基盤とする瞑想の位置付けなのである。

ところで、このような宇宙の万物を支配する「存在」、あるいは意識の場という考え方は、現代の物理学に通じる面がある。

例えば、アルバート・アインシュタインは有名な相対性理論で、物質とエネルギーとが等価であることを発表したが、これは物質でもありエネルギーでもあるという「存在」という考え方と同じである。

また、かつてアインシュタインが目指し、現在の理論物理学が打ちたてようとしている統一場の理論は、ヴェーダ哲学の「存在」に関する理論に近いものだとも言う。

このように、古代インドから伝わるヴェーダの哲学には現在の科学的な理論にも通じるような一般性があったのである。

瞑想の哲学② 瞑想で想念とエネルギーの源に辿りつく

次に、瞑想により純粋意識を経験することで、なぜ思いがけない力を手に入れることができるのか、そのことに関する哲学をご紹介しよう。

マハリシによれば、思考とは本来、言葉の精妙な状態であるという。人が何か言葉を発するとき、それ以前にまず、表現しようとする思いが先にある。口に出せばそれは言葉だが、胸のうちにある段階ではまだ思考であり思いにすぎない。

またマハリシは、心は大海のようなものだとも言っている。その底には純粋意識があり、全ての思いや思考が底から泡のように湧き起こってくる。心の底にある純粋意識から湧き起こってくる想念により、人の心身は動き、生きることができる。

だが、純粋意識から湧き起こった想念が海底にあるときには、それはまだ小さなあぶくにすぎず、疲労やストレスで鈍った知覚力ではなかなか認識できない。そのため、そのあぶくが海面に近づき、大きな泡となったときに初めて、その想念に気づく。

瞑想とは、その知覚力を高める訓練でもある。

瞑想により純粋意識を経験するということは、まだ想念が海底の小さなあぶくのうちに、それを知覚しうることだ。つまり、心身が本来の姿を取り戻すことで、より自然本来に近い状態の想念をとらえるのである。

これは、純粋意識から湧き起こる想念についてだけでなく、無限の生命エネルギーについても、同様に当てはまる。知覚力を高めることで、純粋意識に近いところで生命エネルギーを感知できる。これにより、より高いレベルで生命エネルギーをとらえられるということだ。

このように、瞑想により純粋意識を経験することで、心身は本来の働きを取り戻し、生命力を高めることになる。そのため、純粋意識を経験すると、思いがけない力を発揮できるようになるのである。

非常に簡略な説明ではあったが、これがＴＭという瞑想法が基盤としている哲学の一端なのである。

第一章でも述べたが、これを信じても信じなくても、瞑想の効果は変わらない。なぜなら、それは心に関する技術として体系化されており、その基盤となる哲学を信じるかどうかは、瞑想状態へと到るメカニズムと何ら関係がないからである。

ただ、人によっては、この哲学を知ることもムダではないかもしれない。瞑想の効果には驚異的なものがあり、そのことを不思議と思う人にとっては、知的な好奇心を満足させてくれるだろう。

また、これを知れば、ここまで紹介してきた瞑想の数々の効果について、より納得しやすくなるかもしれない。

瞑想中の深い休息を確認するデータ

ここからは、瞑想の効果についてこれまで行われてきた科学的な研究について、少し詳しくご紹介していく。

科学的な研究のうち、まず、瞑想中の人の状態を生理学的に研究し、それが独特の意識状態だと確認したものを見てみる。

ヴェーダの知識を受け継いだマハリシは、その知識を体系化し、文献として再構成する作業を進めていた。そして、1963年、『超越瞑想入門』（日本では1971年に読売新聞社から刊行して以来のロング・セラー）を著した。

この本のなかで、マハリシは瞑想中の状態について次のように述べている。

「瞑想中に心が超越すると、代謝は最低限に達します。呼吸も最小限となり、神経系は深い休息の機敏さの状態を得ます。この状態は至福意識あるいは超越状態に対応します」

そして、この状態を、目覚め、夢、睡眠などとは異なった、第四の意識状態だと述べている。

1970年から1972年にかけてこれを生理学的に検証していったのが、当時カリフォルニア大学に籍を置いていたワレス博士を中心とする研究者たちだった。ワレス博士らは、瞑想について生理学的な研究を行うとともに、全米の研究機関が行っていた研究と合わせて、瞑想の科学的な分析を行ったのである。

まず、彼らは瞑想中の代謝について調べるため、酸素の消費量を計測した。

人間は生命活動を維持するため、ブドウ糖を分解してエネルギーを取り出す。このとき、酸素が消費されて、二酸化炭素が排出される。これを代謝と呼ぶのだが、人間が活発に活動しているときほど代謝量は増え、深く休息している状態のときほど代謝量は減少する。目覚めているときに比較して、睡眠時には代謝量が減少することが知られている。

ワレス博士らは、瞑想中の酸素消費量を調べることで代謝の状態を検証したのである。

その結果、目覚めているときに比べて、瞑想中は酸素消費量が16％も減少していることが分かった。睡眠時の酸素消費量の減少は8％であり、それと比較して、2倍もの減少幅である。

また、瞑想中には二酸化炭素の排出量も減少し、呼吸は浅く、呼吸数も減少していることが確認された。

この結果から、瞑想中には睡眠のときよりもさらに大きく代謝が減少し、このときの人間の体は、睡眠よりもさらに深い休息状態にあることが確認されたのである。

「第四の意識」と脳波に関する研究

代謝とともに脳波についての研究も重要で、これには1972年にハーバード大学医学部などで行われたものをはじめ、多数の研究がある。

脳波とは脳から発生する電位変動のことで、精神活動や意識水準に伴って変動する。これを調べれば精神や意識の状態を知ることができる。

瞑想中の脳波を計測した結果、脳の前頭部と頭頂部からアルファ波とシータ波の増大が見られた。これらは通常ならば睡眠中に見られるもので、精神が安定し、心が安らいでいる状態のときに発生する脳波である。これと同時に、ベータ波も検出された。これは普通、目覚めているときに現れる脳波で、脳が活動しているときに見られるものである。

つまり、瞑想中には、通常は眠っているときに出る脳波と目覚めているときに出る脳波が、両方とも出ていたのである。

また、詳しく調べると、脳の各部分から波形のよく似た脳波が出ていることが分かった。これは、脳機能の秩序が高まっていることを意味する。さらに、このような現象は、瞑想を2週間続けている人よりも4ヶ月続けている人のほうが、より顕著であることも確認された。

以上の結果より、瞑想中の意識は安定し、脳機能が秩序だっていることが確認されたのである。

ワレス博士らの生理学的研究や数々の脳波に関する研究などにより、瞑想中に人が深い休息と安らぎを得ており、さらに神経系が鋭敏さを取り戻していることが確認された。こうした実験結果から、ワレス博士は瞑想中の状態を、体も心も深く安らぎながら、意識が覚醒し、脳は秩序だっていると結論し、「安らぎに満ちた機敏さ」と呼んだ。

これにより、マハリシが「第四の意識」と呼んだ瞑想中の特異な状態は、科学的に検証されたのである。

ストレス解消と疲労回復を示す心拍数、乳酸塩値

生理学的な研究により、瞑想中に人は深い休息状態にあることが分かった。今度は瞑想が、体の健康に対してどのような効果を与えているか、それを確かめた研究について見てみる。

まず、瞑想が心臓に与えている変化についての研究がある。これは瞑想に関するワレス博士の研究でも初期のもので、カリフォルニア大学ロサンゼルス分校で行われた。

この研究は、平均年齢25歳の人を対象に、心電図を使って瞑想前と瞑想中とで心拍数にどのような変化が現れるかを調べたものである。その結果、1分間での心拍数が瞑想中は平均して5拍も低下していた。また、心拍数だけでなく血液の排出量も減少していたのである。

心臓という臓器は、常に大変な負担を強いられている。体のほかの部分には休息の時間があるが心臓はそうはいかない。心臓が完全に止まるのは、その人の生命が終わるときだからだ。

ところが、瞑想の深い休息状態は、その心臓にもちょっとした休みを与えていることが分かったのである。

これと関連して、高血圧症に対する瞑想の効果についても調べられている。高血圧症の人が瞑想を実践する前と、瞑想を日常的に実践するようになった後とで、血圧にどのような変化があったかを調べたのである。その結果、最高血圧、最低血圧ともに瞑想実践後の血圧は低下していた。

高血圧は血管の損傷につながり、心臓麻痺などの心臓病や脳梗塞などに結びつく。その高血圧に、瞑想が良い効果を与えていることが確認されたのである（注、TMは健康維持に役立てるもので、病気の治療

法ではない。すでに心臓や血管などに病気のある人は、まず医師に相談してから実践してほしい）。

心臓や脳などはストレスを受けると防御体制をとる。そのため、血流量が増加して血圧が上がる。ストレスを受けた状態が日常化すると、体がそれに適応してしまい、持続的に血圧が上がったままとなる。血圧が持続的に高いと、動脈の緊張は高まり、それがまた血圧を上げるという悪循環に陥る。

このように、ストレスが血圧上昇につながってしまうのだが、瞑想により心が安らぎ、体が深い休息状態になることで、ストレスが解消され、それが高血圧や心臓病の予防に役立つことになると考えられている。

また、高血圧の前兆として自律神経の失調が見られると言われているが、瞑想は自律神経失調症にも効果があると確認されている。

現代において、心臓病は常に死因の上位にある。その心臓病に対して予防となるような効果を、瞑想は持っていることが確かめられたのである。

このほか、瞑想がストレスとともに疲労を除去することを裏付ける研究もある。瞑想中、血液の乳酸塩の濃度がどうなるのかを調べたのである。

乳酸塩はいわゆる疲労物質で、激しい運動の後に起こる筋肉痛もこの疲労物質によるものだ。このほか、不安なときやイライラしたときなども、血液中の乳酸塩濃度が高くなることが知られている。つまり、乳酸塩濃度は心身に与えられているストレスと疲労の度合いを測るバロメーターなのである。

この研究の結果、瞑想中は乳酸塩の濃度が著しく減少し、その減少速度は、睡眠によるものと比較して4倍も速い。そして、乳酸塩濃度の低い状態が瞑想後もしばらく維持されることが確かめられた。

このように、瞑想中の深い休息には、ストレスを解消し疲労を回復させる効果のあることが科学的に確かめられたのである。

心の健康についての効果

次は心の健康に関する効果を確かめた研究を紹介す

る。

まず、自律神経の安定に対する効果を調べた研究がある。

これは電気皮膚抵抗反応（ＳＳＲＲ）というものを、調べることで行われた。ＳＳＲＲは、皮膚に何も刺激を与えない状態での電気抵抗の変化を見るという実験で、自律神経の安定性を示すものである。

その結果、瞑想実践者は、瞑想を行っていない人が目を閉じてリラックスしたときよりも、自律神経が著しく安定していることが確かめられた。

自律神経系が安定していると、不安定な行動が少なくなり、心身症にもなりにくい。瞑想には心身症に良い効果があると分かったのである。

次に、不眠症についての研究を紹介する。

これには、カナダのアルバータ大学が１９７５年に発表した研究がある。慢性不眠症にかかっている人たちについて、瞑想を実践する30日前までと、瞑想を実践するようになってから30日間で、それぞれ就寝から眠りにつくまでに要した時間の平均をとり、その違いについて調べたものである。

これにより、瞑想を始める前には入眠までに70分以上もかかっていたのが、瞑想を始めてからはわずか15分で眠れるようになったという結果が出た。さらに、瞑想を始めてから1年後についても調査した結果、その効果は維持されていることを確認している。

これにより、瞑想は不眠症改善について即効性があり、しかも持続的に効果があると結論付けられている。

また、瞑想が不安感の除去に役立っているという研究もある。

これはハーバード大学で行われたもので、瞑想を実践している人とそうでない人とで、どのくらいの不安感を感じているかを調べたものだ。不安、緊張度、罪悪感、自己感傷発達、利己心の強さ、偏執傾向といった要素を分析している。

その結果、瞑想をしていない人は不安尺度で40近くあったが、瞑想を8週間実践している人では不安尺度が9も減少していた。さらに、瞑想を長く続けているほど不安の度合いが大きく減少していくことが確かめられた。

不安は知覚、運動、知性、感情の働きを大きく妨げる。不安があると前向きに行動できず、悲観的になり、活動が萎縮する。

瞑想は、その不安を減少させるのである。

これらが心の健康に関する主な研究である。

能力開発に関する研究

次は、瞑想が人間の能力開発に効果があることを確かめた研究について見てみる。

まず、集中力や視野の拡大についての研究である。

これは、カリフォルニア大学医学部での研究で、周囲のものに惑わされずに特定の対象物に集中する能力を測定するものだ。この研究は、瞑想を3ヶ月間実施している人たちと瞑想を行っていない人たちを比較するもので、集中力の増大、方向感覚の増大、視野の拡大とかく乱への抵抗という三つのテストを行っている。


この研究では物事を正確に知覚する分析能力を確かめることができる。

その結果、集中力と方向感覚に関しては35%、視野の拡大などに関しては10%という大きな向上を見せていることが分かった。

この研究は、瞑想には神経系の改善と基本的な知覚能力の向上という効果があることを示している。基本的な知覚能力は、通常、青年期以降は伸びないとされていて、その意味でも瞑想の効果の特異さがわかる。

次に紹介するのは、創造性の向上に関する研究である。これはカリフォルニア州立大学で行われたものである。

瞑想を平均で1年半実践しているグループと、瞑想を始めたばかりのグループで、創造性に関する能力を比較した。トランスの創造的思考テスト（TTCT、言語型A）という試験を行った。この試験は優れた科学者、発明家、作家などに見られるような、創造的な思考形態を探すために開発されたもので、流暢《りゅうちょう》性、柔軟性、独創性という三つの基準を持ったものである。

その結果、三つの基準のいずれにおいても、長期間瞑想を実践しているグループのほうが好成績を上げた。

これにより、瞑想を続けることで創造性が開発されていくことが確かめられたのである。

続いて、瞑想により反応時間が短縮するという研究を見てみる。これに関する研究は、テキサス大学オースティン分校のものなどがある。

瞑想と、仰向けになって休息することとで、反応時間の変化を比較した。まず、瞑想を行った人の場合、反応時間が瞑想後のほうが短くなっている。これに対して、仰向けになって休息した人の場合、休息後のほうがかえって反応時間が長くなっている。

これにより、瞑想が単なる休息状態とは違い、機敏さと注意力を向上させるものであることが分かる。

また、知覚や運動機能に関するこんな研究もある。

鏡映描写テストと言い、鏡に映ったあるパターンを、どれだけ混乱せずに写せるか、その速さと正確さを調べるものだ。この研究を行ったのは、カリフォルニア大学ロサンゼルス分校である。このテストで調べている能力は注意力、知覚能力、神経や筋肉の動きを統合する能力などである。

その結果、瞑想を実践している人のほうが、そうでない人に比べて、速さでも正確さでも大きく上回っていた。

このほか、学習能力開発への効果を調べた研究もある。

例えば、短期と長期の記憶回復力に関する研究をカリフォルニア大学バークレイ分校で行っているし、計算問題を正確に速く解く能力を調べたアルバータ大学の研究などがあり、両者とも、瞑想による効果が認められている。

以上が能力開発についての主な研究である。

これらを見て分かるように、瞑想を継続すると知覚能力が向上し、運動能力も増す。瞑想を実践することで、それまでストレスにより阻害されていた様々な潜在的な能力が、伸び始めるのである。

超越は全体的な脳の機能を向上させる

フレッド・トラヴィス博士（マハリシ国際大学「脳・意識・認知センター」所長は長年「超越によって脳波がどのように同調するか?」の研究を行ってきた。脳波図（EEG）の研究により脳が同調すればするほど、心の潜在力が活用できることを証明した。脳波は主に大脳皮質からとらえられる電気的な活動のパターンであるが、脳の様々な部分は普通は異なる周波数の波をバラバラに出している。しかしTM中にはその波が同調する。特に前頭部と脳の各部との同調は、能力を発揮するうえできわめて大切である。超越しているときには、大脳皮質のあらゆる部分からアルファ1（8〜10ヘルツ）の脳波が出現し、かつ位相が完全に同期する。これは脳全体の統一（ヨーガの状態）を示し、この状態において、体は睡眠よりはるかに深い休息と、目覚めよりはるかに覚醒した状態を同時に体験する。そして、アルファ波、シータ波、ベータ波とが脳の様々な部分で協調的に働き、心の潜在力（自己の開発、学習能力、知能、感情の安定性、概念の学習、道徳的判断、落ち着き、創造性、自覚等）が活用できるようになる。

トラヴィス博士らの研究チームは「脳の統合度（BIS）」と言う尺度を作った。

BISは三つの脳機能の組み合わせを測定する。第一に脳のCEO（最高経営責任者）と呼ばれるべき、前頭部のアルファ波の強さを測定する。第二に、脳の様々な部分からのアルファ波の同調度を測定。第三に「課題に対する脳の応答」と呼ばれるものを測定する。

BISの高得点者は感情がより安定しており、道徳的判断に優れ、他人の承認を求めるよりも自分自身の道徳律に従って行動する傾向にある。トラヴィス博士たちは「トップの管理職の脳波の結合度は中間管理層よりも大幅に高い」と研究発表している。このような経営能力と測定可能な脳機能の関係は、即ち脳の結合度（BIS）は、近い将来新しいリーダーを選ぶ時や、その養成において重要な検査機能となってくるかもしれない。

近年の脳科学の研究の進歩は著しい。認識や知覚等の重要な働きを司る大脳皮質は、年齢とともに減少していくのではなく、大人になっても新しいニューロンが新生されてくることが確認された。また1000億ともいわれる神経細胞・ニューロンに関して新しい解明が進みつつある。

瞑想に関する科学的研究のアウトライン

最後に、ここまでご紹介してきた科学的な研究について、大まかなまとめを行ってみよう。

瞑想が科学的に研究されるようになったのは、1958年、マハリシが欧米にTMを紹介してからのことである。それ以来、マハリシは瞑想についての科学的な研究に、積極的な協力を行った。それ以来、世界各国で研究が行われ、これに携わってきた研究機関の数は200以上、そのなかには、ハーバード大学、スタンフォード大学なども含まれている。そして、研究論文は675以上にもなる。

特に、1970年頃にカリフォルニア大学が中心となって精力的な研究が行われ、瞑想についての科学的分析が飛躍的に進んだ。その中心にいたのがロバート・キース・ワレス博士で、彼は生理学の見地から瞑想を検証し、その結果を本にまとめ、『瞑想の生理学』（日本では日経サイエンス社から刊行）として発表した。博士らの研究は欧米の多くの研究機関によって追試され、確認されている。これにより初めて、科学的見地からとらえた瞑想の全体像が、明らかにされたと言える。

さて、こうした瞑想に関する科学的な研究は二つに分類できるだろう。

まず、瞑想を生理学的にとらえる研究がある。

これは瞑想中の人に何が起こっているのかを、生理学的なデータを採取することで分析したものである。

こうした研究としては、心拍数、血圧、乳酸塩、代謝率、呼吸数、脳波、自律神経系などの変化を記録し、瞑想が人の体にどのような変化を起こしているのかを検証した。

このような生理学的な研究の結果、瞑想中は安らぎに満ちた機敏さという独特の意識状態にあることが分かり、「第四の意識」と呼ばれるようになった。そして、瞑想中に人間は睡眠よりも深い休息状態にあり、疲労の回復や、ストレスの減少、自律神経の安定などを示すデータが得られたのである。

もう一つが、瞑想の効果について統計学的に確認する研究である。

これは、瞑想を行っている人たちの集団と、そうではない人たちの集団との間に、調査項目に関する違いがあるかどうかを統計学的に検証したものである。

まず、心身の健康に関する研究としては、不眠症からの回復、不安の減少などについてのものがある。また、能力開発に関しては、集中力、創造力、運動神経、記憶力などについての研究などがある。

これらの研究は、瞑想によって起こる生理学的な変化が、様々な側面で心身の健康に役立っていることと、人間の潜在的な能力を引き出していることを裏付けていった。

このように、膨大な量の科学的な分析と裏付けがなされるうち、欧米社会でTMの効果が次第に認知されるようになり、TMの実践者が増え、公共の機関や教育の場でもTMが取り入れられるようになる。

そこで、現在は、教育上の効果や、社会的な側面での効果についても統計がとられ、研究が進んでいる段階だと言える。

以上が、瞑想についての科学的な研究に関するアウトラインなのである。

さてそろそろ、私が実践しているTM《ティーエム》のやり方についてご紹介する。TMの講習の実際や、具体的な方法について述べ、また、多くの瞑想法と関係の深い呼吸法や、体操についても簡単に触れる。

TMを始めるのは簡単

まず、TMを習得するためのプログラムをご紹介する。

ＴＭの指導をしているのはマハリシ総合教育研究所という組織で、ＴＭを習得するには、マハリシの各地のセンターで資格のある教師から直接に指導を受ける。この指導は、世界中で共通したカリキュラムに沿って行われ、指導法も一定である。そして、ＴＭのやり方を習得するプログラムは、合計でわずか10時間という短さとなっている。

そのプロセスはこうである。

1、ＴＭ説明会／2、準備講義／3、個人面接／4、個人指導／5、第一日目のチェッキング／6、第二日目のチェッキング／7、第三日目のチェッキング

以上、必要な時間の合計が10時間なのである。

各地のセンターでは毎週無料の説明会が行われているので、興味のある方は参加なさるといい。説明会ではＴＭの効果やメカニズム、あるいはＴＭに関するデータなどについて話してもらえる。

これを聞いた上で、実際に受講したいならば、次の準備講義へと進み、担当となったＴＭ教師による個人面接へと進む。ここまでは、準備段階で、実際にやり方を教わるのは4の個人指導であり、最も肝心のプロセスだ。そして、5から7までは、それをチェックするプロセスである。

つまり、ＴＭのやり方そのものを習得するのにかかっている時間は第二日目の講習時間だけであり、10時間どころかもっとはるかに短いのである。

実際、多くの体験者の場合、習った当日のうちに、ＴＭの効果を実感している。

もっとも、個人指導以外のプロセスにも重要な意味があり、例えば3の個人面接はＴＭにとって極めて重要なキーワードの決定に不可欠だ。そして、ＴＭを正しく学ぶためにも、また、ＴＭによって新たに体験する様々な変化に戸惑わないためにも、チェックを繰り返すことは重要なプロセスである。

ＴＭのやり方をマスターするプログラムは以上で終了するが、10日後と1ケ月後にも一度ずつチェックが

ある。

これで、ＴＭの習得は完了である。後は、毎日朝と晩に20分ずつ、この瞑想法を実践していくだけである。

ＴＭを始めるのがいかに簡単か、よくお分かりになると思う。

この本を読んで、ＴＭに興味が湧いた方は、私及びGLCにコンタクトしてほしい。ＴＭの解説と個人指導への導き、あなたに最適な教師の紹介をさせていただく。コンタクト先は末尾の著者プロフィールをみてください。

個人指導の内容について

さて、ＴＭの習得で最も肝心なのが個人指導である。そこで、その内容について少しお話しする。

まず、個人指導ではＴＭの教師により、「マントラ」と呼ばれる特定のキーワードが与えられる。これは、個人によってそれぞれ違うのだが、事前に行われた個人面接によって、担当するＴＭの教師が最も適切なものを選ぶ。

続いて、ＴＭの教師がそのキーワードの使い方を指導する。

私が、個人指導の内容について、具体的にお話しできるのは、残念ながら以上だ。

本当ならば、「マントラ」としてどのような言葉が選ばれるのか、その一例を挙げたり、その言葉をどのように使用するのか、もっと詳しくご紹介したりしたいところだ。

しかし、それはできない。

その理由は、まだＴＭを始めていない人に先入観を与えてしまうと、ＴＭを習得するときに悪影響となってしまうからである。そのため、ＴＭを実践している人は、まだ始めていない人に先入観を与えるようなことを知らせてはいけないことになっている。

ところで、このような個人指導が必要な理由だが、それはＴＭのやり方を教えることが限られた人にしかできないからだ。つまり、ＴＭのやり方を教わることは誰にでもできるが、教えることは誰にでもできるわけではないということなのである。

例えば、各個人によって適切なキーワードが違うわけだが、それを選ぶこと一つをとってもそうで、TMには教師養成課程があり、そこで学ばなければキーワードを選ぶ能力は身につかない。私が聞いたところでは、マハリシ存命中は、TMの教師は皆、マハリシから直接に指導を受けていたという。

マハリシが受け継いだヴェーダの知識は、代々、それを受け継ぐ資格のある者だけに口伝《くでん》で伝えられてきた。TMの教師養成には、古代インド以来の伝統が、形を変えて生きているのかもしれない。

TMをより効果的に行うために

TMは簡単に実践できて、特に難しいことをする必要はない。だが、これをより効率的に行う方法はある。

その一つが呼吸法だ。TMで勧めるのは、前章で述べた片鼻呼吸法をもう少し簡単にしたような方法である。


まず、右の親指で右の鼻の穴を押さえて左の鼻から息を吐き出し、吐ききったところで同じ鼻の穴から息を吸う。次に、中指で左の鼻の穴を押さえて右の鼻か

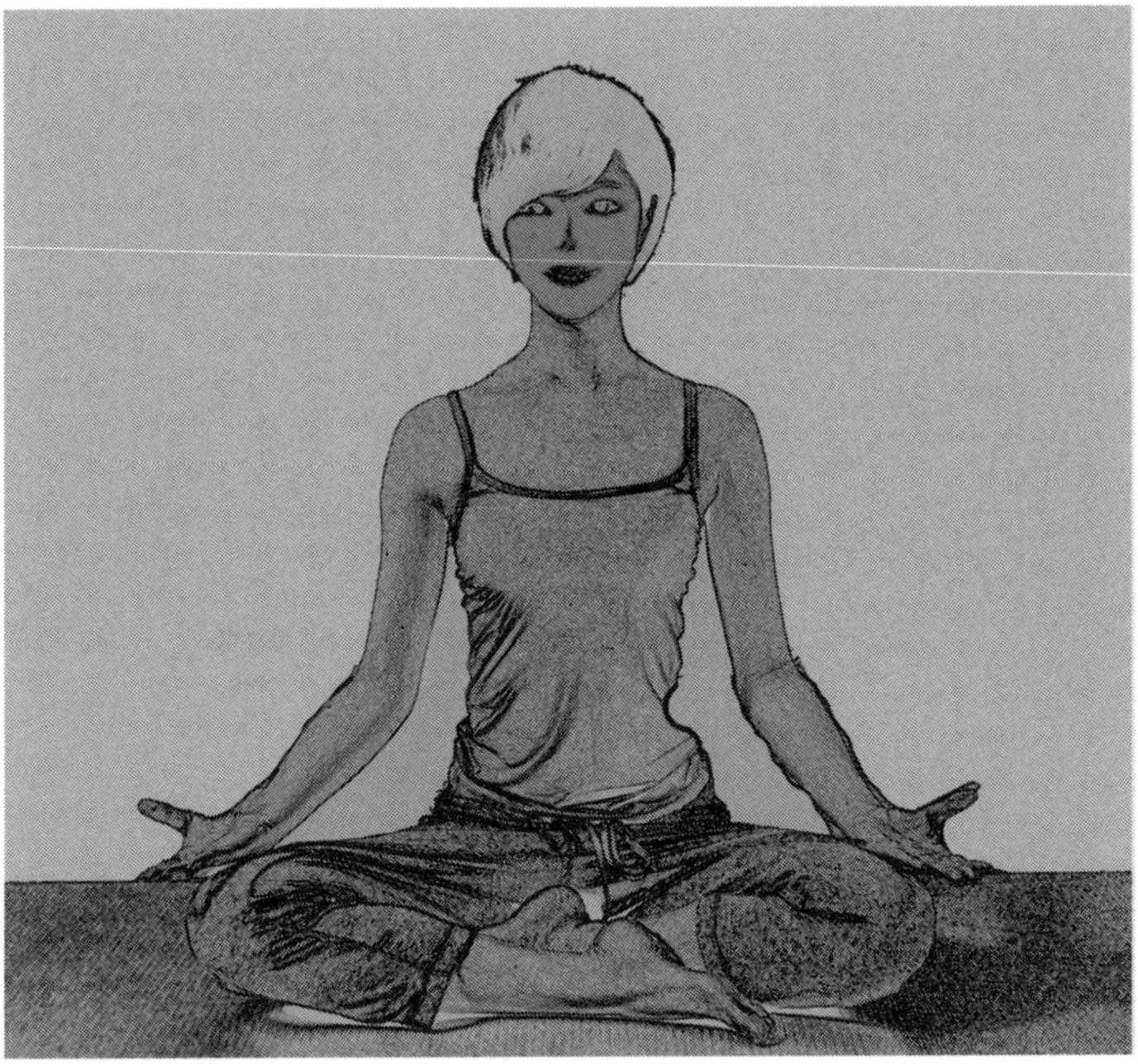

ら息を吐き、吐ききったところで同じ鼻から息を吸う。

　これを5分くらい繰り返してからＴＭを行うと、瞑想状態へと深く入りやすくなる。

　また、ＴＭを行う前に、次のような体操を行うのも良い（後ページ図【1】～【12】参照）。そして瞑想のときの姿勢は、禅でやる結跏趺坐《けっかふざ》か、半跏趺坐《はんかふざ》である必要はない。図のような座法でも良いし、イスに座っても良い。とにかく本人が一番リラックスできて楽な姿勢でやることだ。

　これを朝晩に行うのだが、上体のねじりなどは無理をせずに、自分でできる範囲でやることだ。

　ただし、こうした呼吸法や体操はあくまでも、補助的なものにすぎない。ＴＭでは呼吸法も体操も必要不可欠なものではないのである。

　現実にＴＭを実践していると、呼吸法や体操まで実行するのは時間的に難しい。休日ならともかく、平日にこれだけのことを続けられる人は珍しいだろう。

　実際、このような呼吸法も体操も知らずに、瞑想だけを行っている人も多い。だから、初めのうちはまず、ＴＭだけを実践するようにすればいいのではないか。

　瞑想をする姿勢についても、本人にとって楽なものでかまわないし、瞑想中に雑念が湧いても気にする必要はなく、放っておいていい。このように、ＴＭはあくまでも自然体で行うものなのである。

　実践者の一人として言えば、ＴＭは力まずに緊張も努力もせず、幼児のように単純に行うのが良いようだ。

　皆さんもぜひ、気楽な気持ちで瞑想を始めて、幸せな人生をつかんでいただきたい。

TM瞑想を行う前の準備ヨガ体操

※ ヨーガアーサナの実践では、とても大切なポイントがあります。
マハリシ総合教育研究所の各センターで直接指導を受けることをお勧めいたします。

イラスト：Kiyoe Yokoyama

【1】マッサージ

両手のひらで体の末端から心臓に向かって血液を押し流す。

頭 → 顔 → の ど →
頭→後頭部→首→
指先→腕上面→肩→
手のひら→腕下面→わきの下→（左右両腕）
下腹部→
腰下→背中→
両足先→もも→（左右両足は、両手ではさむようにして）

［心臓］

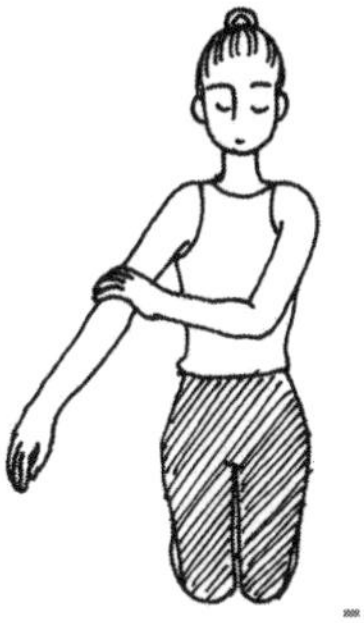

【2】ローリング

仰向けになり、両膝をつかみ、右からゆっくりころがる。頭は床につけたまま、ひたいが床につくように大きくころがる。
（10往復）

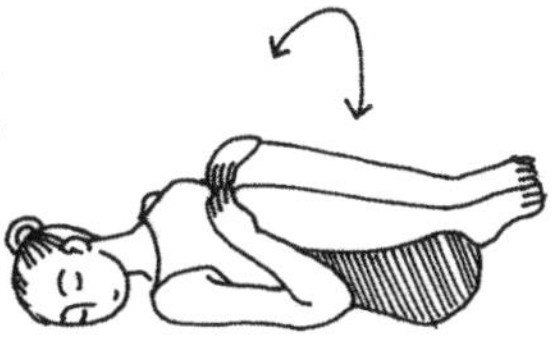

【3】バイスクリング

仰向けで両膝をつかみ、手の力だけで足を交互に動かす。
（5～10回）

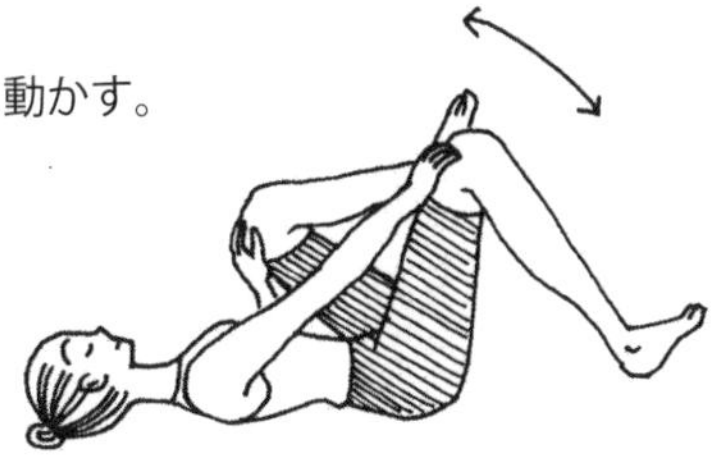

【4】

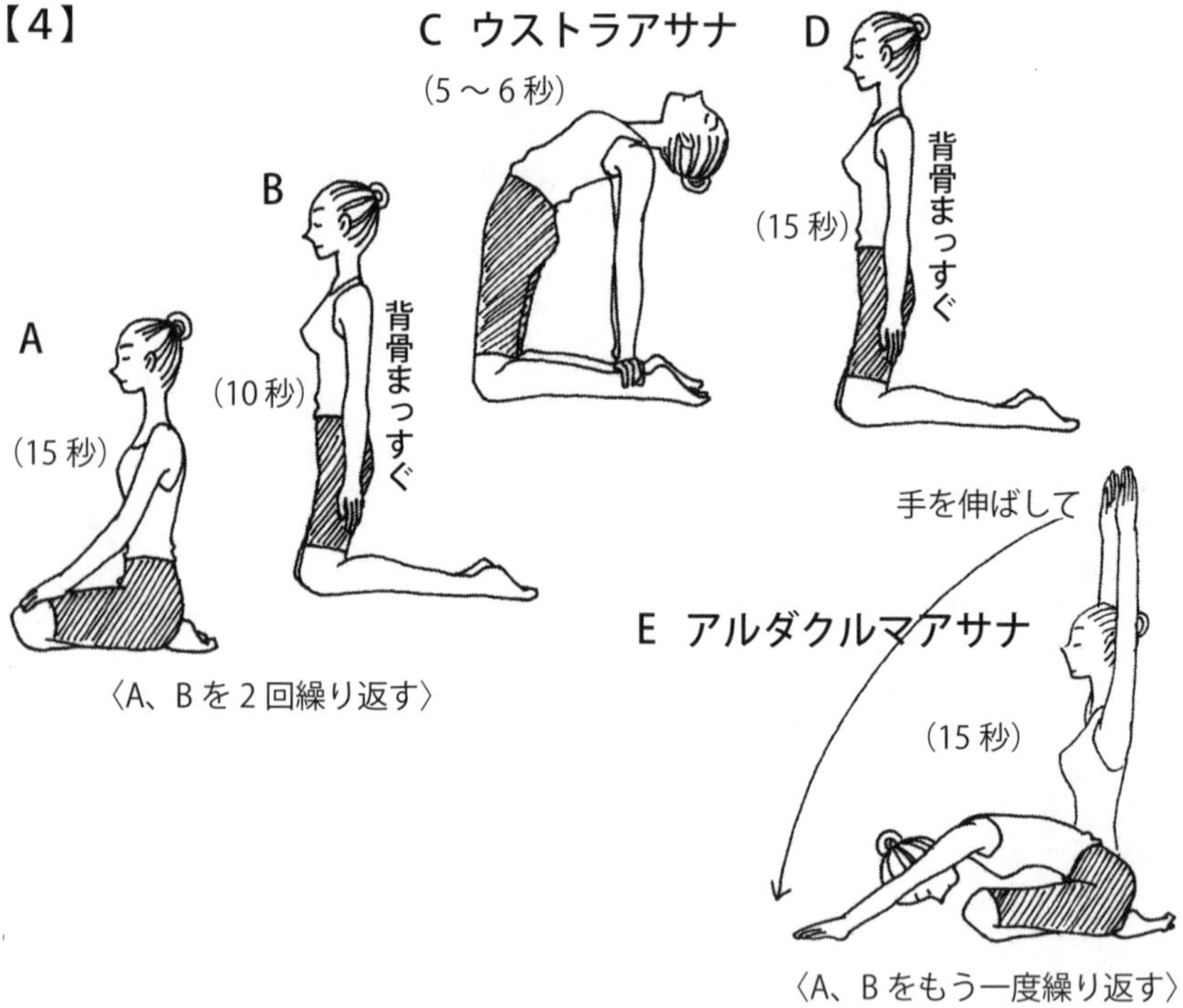

【5】ジャヌシラアサナ

右足を45度にひらき、左足を右足のつけねにつける。両手をのばし、右足をつかみ前屈する。

同様に左足も行う。

(5～15秒……2～3回)

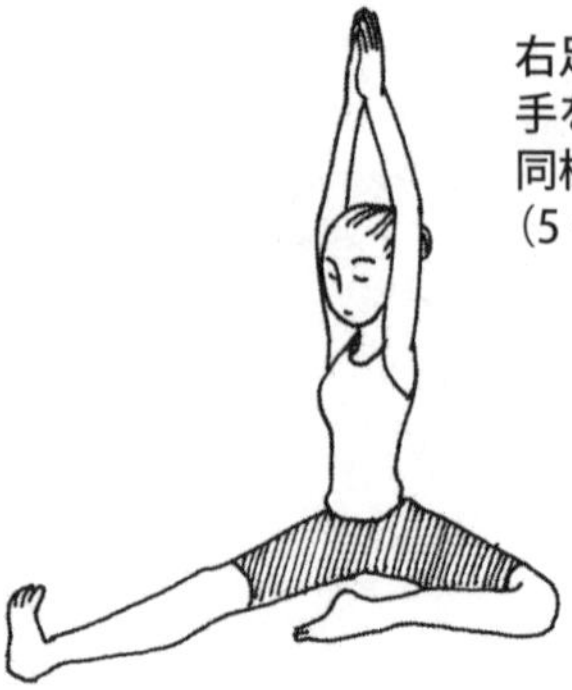

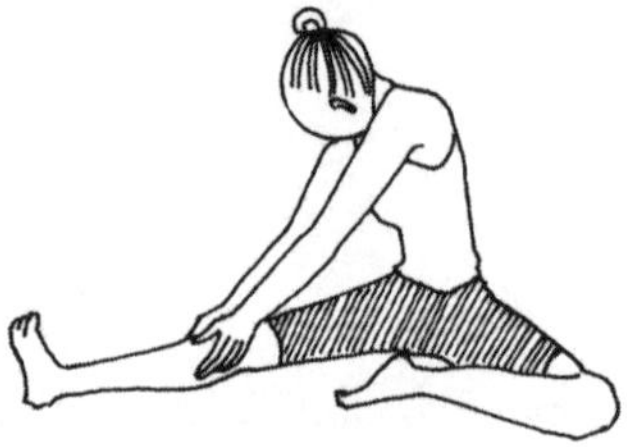

【6】サルバンガアサナ

仰向けになり、足を曲げながら逆立ちに移る。背中を両手で支える。

(15～30秒……2回)

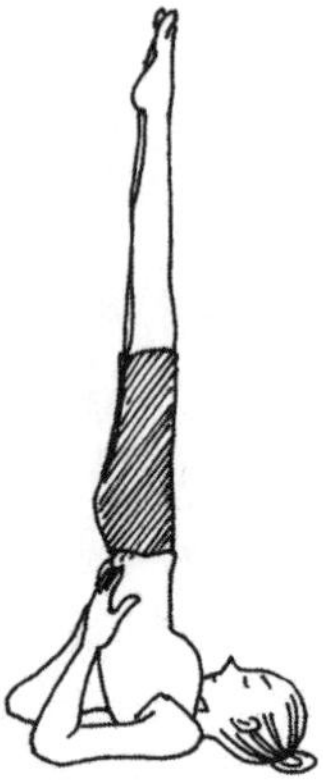

【7】ブジャンガアサナ

腹ばいになり、両手を肩の側におく。首・胸・腹の順に、背中の力で上体をそらす。途中から腕を使ってもよい。

（15秒……2～3回）

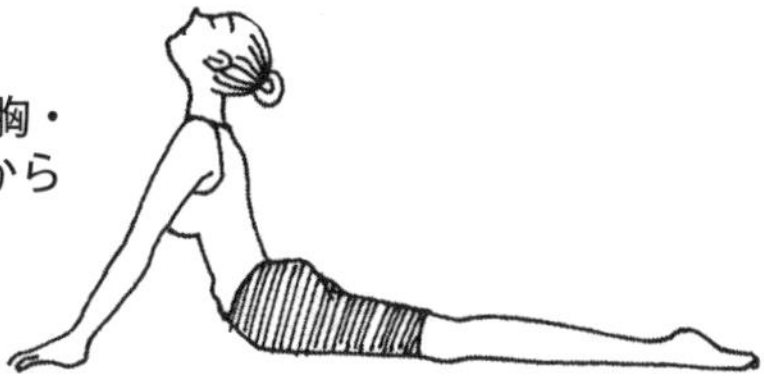

【8】15秒ほどリラックス

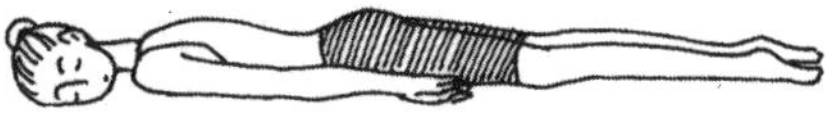

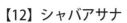

【9】アルダサルバアサナ

腹ばいになり、両手を両足の下にのばす。
右足を伸ばしたまま上げる。
（15秒）。
左足もその後同様にする。
（2～3回）

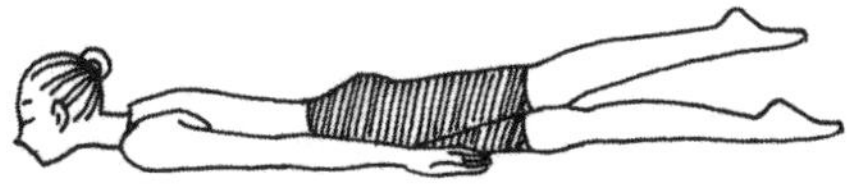

【10】バックラアサナ

左足を伸ばし、右足を左膝の外側に置く。
左手を右足の外側から入れ、左膝を掴む。
右手を水平に伸ばし手先をみつめながら後方へ回し上体をねじる。
同様にして、左へもねじる。
（15秒）

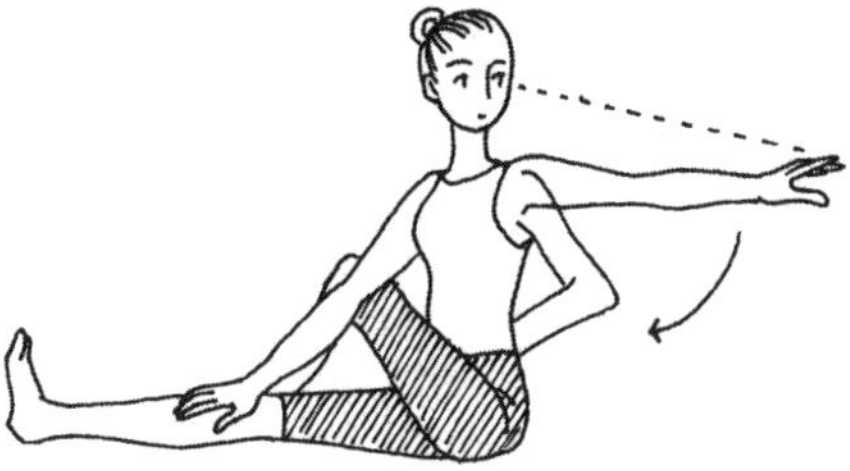

【11】パダアスタアサナ

直立し、両手を上に伸ばし、背を伸ばす。そのまま前屈する。
（5～10秒……1～2回）

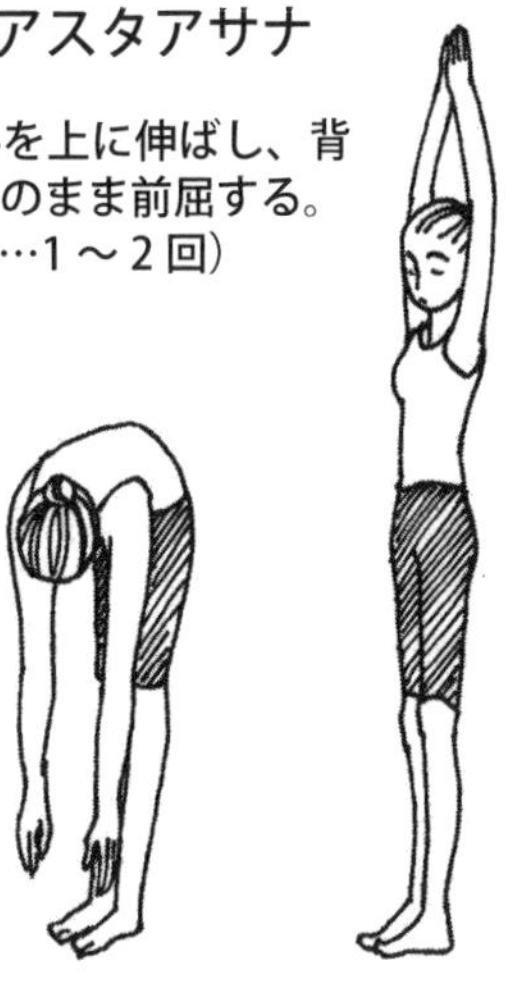

【12】シャバアサナ

心身ともにゆっくりと伸ばしリラックスする。
（1～2分間）

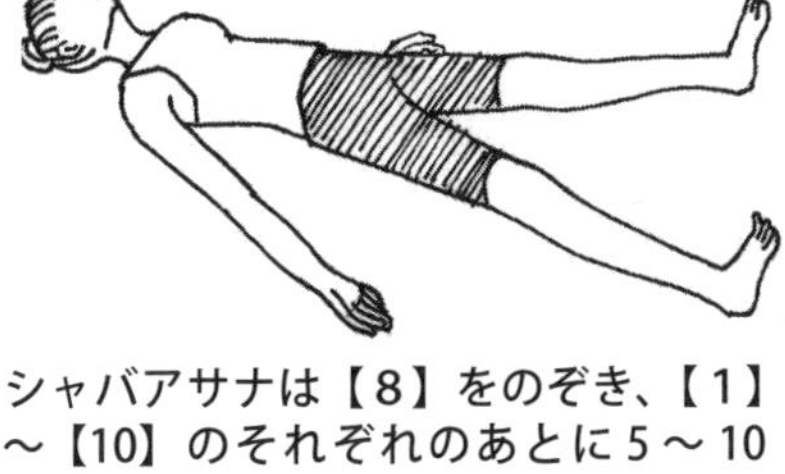

＊シャバアサナは【8】をのぞき、【1】～【10】のそれぞれのあとに5～10秒ずつ行う。

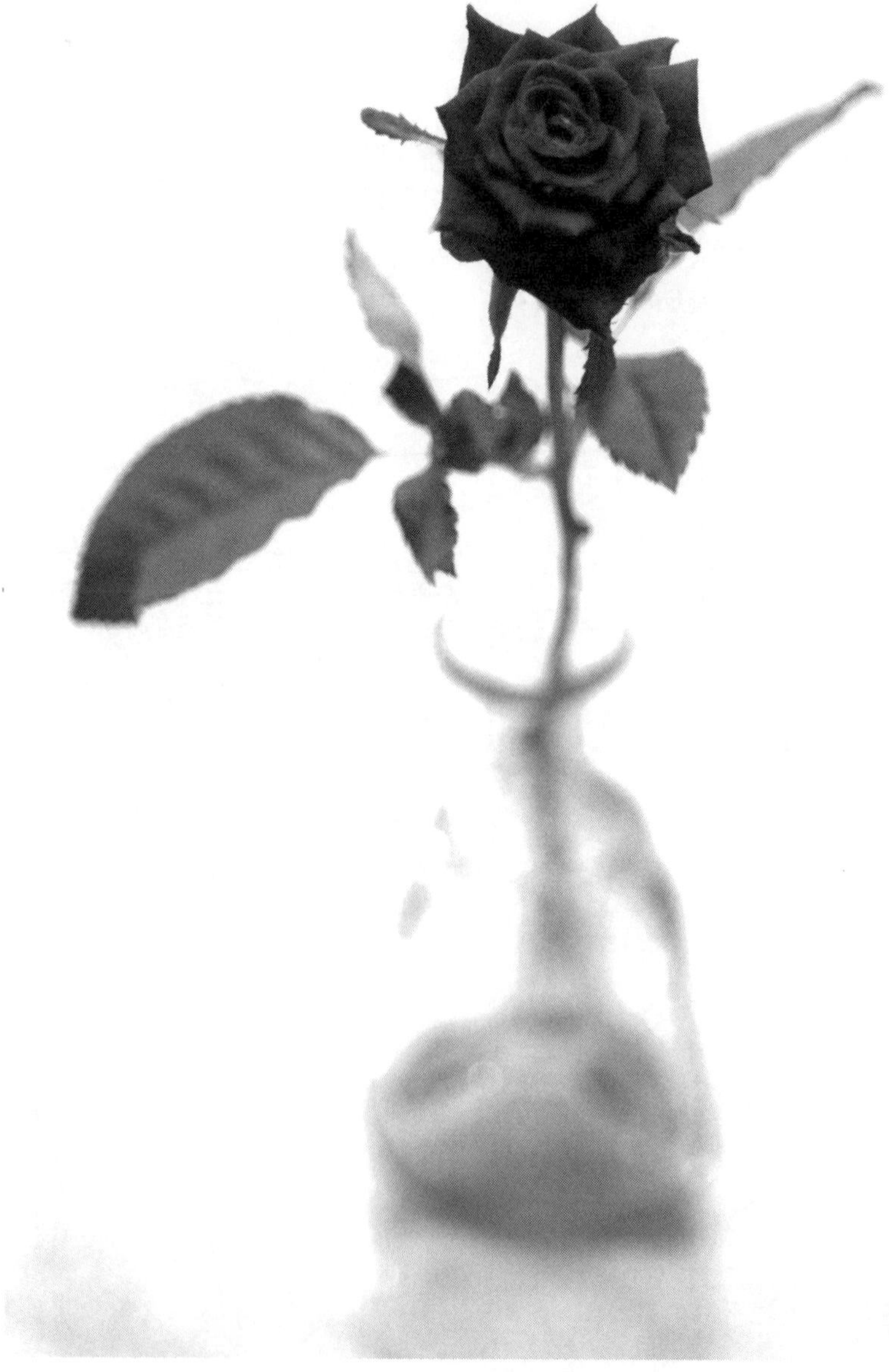

第五章　瞑想で私はどう変容したか？

PART2で私の人生に瞑想がどう絡んできているか？を詳述するが、ここでは瞑想によって自分がどう変容していったのかを簡単に述べてみる。

カトリック信者であった私が、大学第一志望校に失敗、深い挫折感に悩み、「なぜ落ちたのか？」「なぜ日頃の実力が発揮できなかったのか？」を何度も何度も考え、「自分の心が弱いから」と結論づけ、「これからの人生は自力本願で再出発する」と心に誓った。それから「強い自分を探す旅」が始まり、最終的に、シンプルで努力のいらない超越瞑想をやり始めて40年弱になる。この瞑想によって、私の人生が劇的に変わったわけではない。スーパーリッチにもならなかったし、世界や日本を動かすスーパーマンにもならなかった。私としては平凡な人生だが、悔いのない人生であったと言える。瞑想が大きな支えになったことは間違いない。瞑想が私にどのような気づきを与え、どのように自分自身が変容していたのかを総論的に述べてみたい。

その一――短気な性格がマイルドに変わる

私は子供の頃から、運動好きで活発であったが、気が短かった。心の中で沈着な理性と激しい感情とが交錯していた。短気で感情を爆発すると、ケロッと快活な自分に戻る。

瞑想の実践の変容の一つが、いつしか自分の性格がマイルドになったことだ。

穏やかな性格への変容が最初の兆候で、家族からも周囲からも指摘されるようになった。

「なぜか最近は穏やかだわね」と女房から言われるようになった。

私が瞑想を始めたのは42歳の時である。その年に私は部長代理に昇格、1年後に部長に任命された。課長時代の私はまさに率先垂範型の軍曹タイプのリーダーであった。目標を決めて何があってもやり抜くタイプで、今から考えても部下がよくついてきてくれたと感謝する。この時代だからこそ許されたことで、今ならミレニアム世代からパワハラで密告されていることだろう。ただ課は、お互いが一つのベクトルにまとまり、あまり忖度することなく、お互いを高め合う、自由な雰囲気であった。部長になり3課を把握してやるようになると、これまでのリーダーシップでは無理なことは明らかで、皆の意見をよく聞くように努めるようになった。意識的に、戦闘的な性格から、少なくとも表面は穏やかな雰囲気を意識し始めたのは確かである。自分の意識の変化で、穏やかになったのか、瞑想の影響でそうなったのかはわからないが、またまた年のせいなのか、年齢とともに、穏やかに、柔和になっていったことは確かである。昨今の私の第一印象は「穏やかで、親しみやすく、話しやすい」らしい。

しかし後期高齢者に近づくにつれて、時々癇癪が破裂する。これは年とともに小脳が縮んできているとのこと。今後はより一層瞑想を深めていく必要があるだろう。

瞑想の効果は科学的に検証されている。ストレスが解消され、自律神経の安定性が増す。

内面のコントロールが増し、不安感が減少する。豊かな人格を育て、攻撃性の受容が増し、暖かい人間関係が深まる。科学的なデータによっても瞑想によって人柄が柔らかくなってくるのは検証されている。

その二――シンクロニシティの発動

変化の二つ目は、シンクロニシティが起こるようになったことだ。

私は瞑想後にシャワーを浴びる。シャワーからその日の活動が始まる。シャワーをしながら、その日1日の活動を考え始める。「この人にこの件で連絡を取らないといけない」と考える。時にはふっと「あの人は今どうしているのかな?」と考える。そうすると不思議なことに、その人から電話がかかってきたり、連絡が必ず来る。時には忙しさに紛れて、ケアレスミスで無意識にダブルブッキングすることがある。両者ともに重要な顧客の場合はどうしようかと困惑する。不思議なことに、大抵は気が進まない顧客から、「突然で誠に申し訳ありませんが――」とアポの変更の依頼が来る。

その三――1日の生活リズムを整える効果

変化の三つ目は、瞑想をした方が1日がスムーズに送れるようになる。

朝20分、夕方20分の瞑想が奨励されるが、朝20分を確保することは、忙しいビジネスパーソンの場合は、最初は無理と思いがちである。朝20分瞑想をして、20分仮に出社が遅れたとしても、その日はもっとスムーズに推移するだろう。段取りがスムーズに進んで、20分以上、多分1~2時間は時間がセーブされる。

ただ夕方の20分が問題だ。私の時代はバブルも重なり、営業も人間関係の構築が重要と、夜の交遊に重きが置かれる「飲ミュニケーション」が謳歌した時代であった。また当時は「瞑想をしている」と公言すると、変な宗教にかぶれているようにみられる時代でもあった。夕方会社で瞑想をする場所もない。アルコールが入ると瞑想をしないほうが好ましい。

帰宅後に瞑想もできない。アルコールで疲れて帰宅しても瞑想をする気力もないし、瞑想をしてもそのまま眠ってしまうのがオチである。効果が半減以上なくなることがわかっていたが、瞑想は1日朝だけ1回と決めて、長年それを励行した。瞑想を朝夕やるようになったのは、外資系の日本法人の社長になった55歳の頃からだ。この時、社長になって、いつも頭をよりシャープにする必要性を感じて、夜型から朝型に変え、瞑想もできるだけ夜も励行するようになった。

これからはビジネスパーソンも朝夕2回20分の瞑想

も楽にできることだろう。

ライフワークバランスが進み、テレワークも常態になり、滅私奉公ではなく、自分を活かして会社に貢献することが当然になってきたからだ。自分を高める手段としての瞑想の必要性を今後は、社会も会社も認めるようになってくることだろう。会社が、会社の費用で従業員の生産性向上に寄与する瞑想を導入して、「瞑想ルーム」を設ける時がくるだろう。

その四——時差ボケを解消する効果

変化の四つ目は、瞑想が時差の解消に役に立つことに気づいたことだ。

私は外国が好きだ。学生時代のアメリカ、その帰途6ヶ月かけてヨーロッパ経由で主にヒッチハイクして日本に帰国、カネボー時代は輸出関係が長く、1年の3～4ヶ月は海外出張していた。私はまた飛行機の空間が好きだ。下界から切り離され、雑音は一切入らない。

自分だけの空間だ。誰にも邪魔されないで、自分の好きなことを、読書を映画を、好きなように楽しめる。ケネディ空港から成田に着くまで、座席に座ってから、席を立つまで16時間ほど、食事をしながらも映画を見ていたことがある。7本目の途中佳境に入ってところで、しぶしぶ席を立った思い出がある。当然時差が存在することすら意識になかった。

時差があると気づき始めたのが55歳ぐらいからである。外資系社長の頃は、夜飛んで朝そのまま会議に出席の時も多かった。時差に悩んでも、瞑想をするとスッキリとする。

中村智氏は現在66歳。GLCの運営に携わる傍ら、大学で英語を教えているが、こう語る。「TMの効果ですが、直接的なものとして時差の克服があると思います。2015年から慶応ビジネススクールのEMBA（Executive MBA）［海外フィールド］という授業のサポート業務を行なっています。年に2回、1週間にわたって学生30名ほどが指導教授とともにアフリカなど遠隔の新興国を訪問するプログラムで、私の役割は英語通訳や学生に対するサポートで、その私が時差ボケや体調不良でダウンすることは許されません。日本にいる時以上に真面目にTMを朝夕取り組んでいると、これまで10回の海外訪問全てで全く時差を感じることがありませんでした」。

その五——創造性と直観力の閃き

変化の五つ目は、瞑想によって創造性が発揮され、直感力が増すようになる。

直感とは何か？「カン」「第六感」と言われるもので、悩んだり迷ったりしないで、一瞬で判断する力で、古来人間には誰にでも備わっていたが、人間が思考、推理し始めるとともに衰退していったといわれる。誰しも「ピピと閃いた瞬間」がある。しかし「それをやると失敗するかもしれない」「A氏はこう思うだろうな」とか「それをやるお金がない」等あなたの頭の中の思考が邪魔をして、一歩前に踏み出せなかった経験はないだろうか？

あなたのエゴ（欲）が先行したわけだ。

ニュートンがリンゴが木から落ちるのを見て万有引力の法則を発見したといわれる。

しかしニュートンは漠然と木から落ちるリンゴを見ていたわけではない。常日頃寝ても覚めても万有引力のことを考えていた。いつも深く考えていた。考えて、考えて、考え抜いていた。そして木から落ちるリンゴも見て、閃いたのだ。

あらゆる思考を重ねて、最後の最後に、稲妻のように閃いてくるのが直感だ。

論理的思考、デザイン思考、パターン思考、歴史や時間帯を超えた思考等考え抜いた結果、ある段階で「論理の世界」を超えて、潜在意識へ入っていく。潜在意識の中の、内なる本源に触れ、ピピと閃くのだ。それを「内なる心の声」とも表現できる。

瞑想によって論理、言語を司る「左脳」とひらめきとデザインを司る「右脳」が同調すると科学的に証明されている。そのときにこそ知覚が鋭敏になり、頭脳の働きが最もクリアーになる。当然創造性や直感力が引き出されてくる。

人生は選択の連続だ。左にするか？右にするか？どの道に進むべきか？

誰しも迷いに迷う時がある。私がカネボーをやめるか否か？　1年以上迷った時がその瞬間である。

企画部長として会社の全貌を知れば知るほど、トップ層の現実に直面すればするほど絶望的な気持ちになった。人生における自分の夢が実現できないことは明らかであった。

「カネボーを辞める」と決意しても、翌日は周囲の流れに乗って、自分の生き残りを考え、危ない橋は避けた方がいいと考える。日替わり定食のように、毎日辞めるか・残るか？　考えが揺れる。理性的に考えれば考えるほど、残る方が安全だ。典型的な会社人間として30年弱同じ会社の飯を食った先輩、同僚、部下がいる。家族を路頭に迷わせるリスクもある。

最後は瞑想を力に、「内なる心の声」に耳を傾けた。心の声は「カネボーを飛び出し、自分の夢に生きろ」という。ある朝直感的に「辞める」と最終決断をして、未知の世界に踏み出した。

経営者の判断も、このように直感に頼らざるを得ないことも多い。考えに考え、考え抜いて迷う。そのときには、人の心の奥底にある「存在」の声を聴くことだ。

その六——運を引き寄せる力

変化の六つ目は、瞑想を継続していると、大きな自然の流れに乗って、運が向いてくることだ。運が強いと自分でも思えるようになってくる。瞑想の効果・影響は短期的にはなかなか分からないものだが、長期的に見ると自然の法則に動かされているように見える。

次の章で私の人生の軌跡と瞑想との関わりを詳しく述べるが、過去を俯瞰的に見ると、二つのことに気づく。何か大きな制約や枠の中に存在しているときには、瞑想の影響がその枠に制約されているのか、少ないが、枠が取れたとき、例えば私が外資系の日本法人社長を辞めて、「自分のために働く」と決めてから現在までの変化が極めて大きいことに驚く。もう一つ気づくことは、人生や仕事の局面、局面で、必要なときに必要な人々との出会いや助けがあることである。初対面なのに、「この人物とは前にあったことがある」と瞬間的に感じ、懐かしみを覚える時がある。時間を超えたシンクロニシティなのだろうか？

世の中にはネガティブな情報に溢れかえっている。子供の虐待死、陰惨な犯罪、中傷し合う人々、2020年はコロナが世界的な大流行になって、あらゆるメディアにネガティブな情報が溢れかえった。これらが日々心にネガティブの想念を刷り込んでいく。過去の人生のネガティブな体験も蓄積されている。これらがストレスになるわけだ。

超越瞑想では、心の奥底に至り、マントラという音を頼りにネガティブな想念やストレスを解消していく。意図的に心に瞑想を強いるのではなく、努力することなく、無邪気に無邪気に心を浄化していくのが、超越瞑想だ。心の中から、不安や恐怖、怒り、憎悪、後悔や自責の念が消えていく。心が整理、整頓され、浄化されるわけだ。

次第次第に心の状態が、赤子のように無邪気になる。瞑想が終わると楽しい気持ちになる。

この浄化された心の状態が運を引き寄せるのだ。

前述の加藤真一氏は、2年半瞑想を続けているが、その間の変化として、「イライラしなくなった」「運が良い方向に向いている」を挙げている。

「瞑想を始める前の私は、仕事中心で仕事上のイライラを家庭に持ち込んでいたが、瞑想のおかげで平常心が保たれ、家族での会話も増え、笑いも増えて明るい生活になった」「仕事では業務内容の変更・異動がかない、新しい仕事・上司・部下と大いに刺激を受け、自分の成長を自覚している。2018年には小さなポリープが発見されたが、2019年の検査ではそのポリープが消えていた。病は気から。瞑想で気持ちが変われば健康までよくなるようだ」

その七――アンチエイジング・5～15歳若返る

変化の七つ目は、健康的なライフスタイルを維持して、瞑想を長く続けている人は、5～15歳若返る。

私も若返りの一例として、韓国の科学テレビ番組に登場した（テーマは寿命とテロメア）。

テロメアは、健康寿命の鍵と言われ、最近日本でもＮＨＫの「クローズアップ現代」やＢＳニュースで取り上げられている。テロメアとは細胞の染色体の端にある部分で、染色体がすり減るのを保護している。その機能は細胞分裂の最中に、ＤＮＡが失われたり、損なわれないようにすることだ。テロメアが短くなると、それ以上染色体が複製されなくなり、細胞分裂が止まり、老化が始まる。この染色体の先端を保護するのが、テロメラーゼと呼ばれる酵素（血圧、心臓血管疾患、死亡率の低下と関係している酵素）で、超越瞑想と生活習慣の改善がこのテロメラーゼを生み出す二つの遺伝子を刺激する。科学ジャーナル『ＰＬＯＳＯＮＥ』に発表された研究調査で明らかになった。すなわち超越瞑想によってテロメラーゼ遺伝子の発現が増え、高血圧、心臓発作、脳卒中、死亡率が減少して生物学的老化が遅れ、若返り、健康寿命が伸びてくる。

超越瞑想の研究では、瞑想者は、10～15年若返ると言われている。

超越瞑想の長年の実践者として、韓国テレビＥＢＳの科学番組の取材を受け、２０１７年9月末に放映された。六本木の事務所へ入っていくシーンから、事務所内での仕事や瞑想のシーンや、写真による私の過去が紹介された。2時間の取材が結果的には3分に短縮されたが、素晴らしい体験であった。

私が若く見えるかどうかは別として、93歳までは生きたいものだ。

ただし長年瞑想を正しくやっている人は総じて十年ほどは若く見えることは事実のようだ。

その八――人生観の深まり

変化の八つ目は、瞑想とともに長年人生を生きてくると、次のような考え方に自然になってくる。

(1)　人生に自分に起こってくることは、必ず意味がある

失敗、挫折はあなたに何かを教えようとしている天の配剤である。挫折で打ちひしがれる必要は全くない。「この失敗はどのような意味があるのだろうか？」「この失敗から何を学べるのだろうか？」と自問自答するべきだ。私は2013年に心房細動でペースメーカーを挿入した。人一倍頑健で風邪もほとんど引かない私が、不整脈とは今まで気づきもしなかった私が、なぜこのような病気になったのか？　過労とストレスで体が悲鳴をあげ、生活習慣を変えるように信号を送ったのだ。瞑想を長年やっているので、ストレスは無縁と考え、40代のように働いている私への警告であった。

疲れが残らないようにするにはどうすればいいか？　睡眠、運動、食事、等にもっと留意するようになった。ビジネスマンは失敗や挫折をして、成長していくものだ。この失敗は何を意味しているのか？　あなたに何を学ばせようとしているのか？　冷静に判断するべきだ。

失敗から教訓を得て、それを活かして再挑戦すればいい。成功するまでなんどもなんども挑戦すればいい。

(2) 全て他責ではなく、自責で考える

人生における全ては、あなたに原因があり、責任がある。

長年経営層にコーチングをしていて気づいたことは、自責で努力しているビジネスマンが数少ないことである。組織の中で生き残るには常に「指示はしているのに、あの部長が動かない。無能だ」「市況が悪いから。他社が値下げをしたから、事業計画が達成されない」と簡単にエクスキューズして、他に責任を押し付け、大義名分だけがたてば仕事をしていると考えているビジネスマンが大半だ。部下が動かないのは、動かない部下にも責任があるが、部下を動かしていない上司であるあなたの責任がもっと重い。大抵の営業の月次ヒアリングは、エクスキューズの正当性を競い合う場と化し、「どのようにすればできるのか？」の対策を徹底的に考えぬかない。対

策を考えても、本気でやる気になっていないから、対策が実行されず、またまたエクスキューズを考えざるを得なくなってくる。

「自分に原因がある」の観点から人生の全てを考えると、自分のどこが至らないのかが見えてくる。自責で考えることは苦しい。本気で取り組まないと、できることではない。自責で営業の仕事を考えてみると、エクスキューズが言えないわけだから、凡ゆるケースを想定して、事前に手を打たざるを得ない。考えて考えて考えぬいて、徹底的に実行しないと上手くいかない。自責で人生に対応すると、自分が自然に成長してくる。

(3) 自然が、大いなる何かが、あなたの心の中の知性が・統一意識があなたを常に導いてくれている

考え抜いて、あなたのできる全ての手段を行使して、あなたの考えを実行する。これ以上できないと思うまで実行する。そして後は「人事を尽くして天命を待つ」のだ。

統一意識に任せればいい。全ては自然に成就されていく。

ビジネスの世界では瞑想だけをしていて全てが成就するわけではない。考え、考え抜いて徹底的に実行しなければダメだ。その後瞑想が、統一意識がサポートしてくれる。

私も人生の正念場を何度も経験した。徹底的に最善を尽くせば、後は大いなる何かが助けてくれると確信するようになった。

(4) 自然界と絶対界の双方を200%楽しむのが人生だ

自然界とはこの世の営みを指し、絶対界とは精神世界を指す。

自然界に偏りすぎると、欲望が物質的になる。「もっと、もっと」と欲望が際限なく止めようがなくなってくる。絶対界に偏るとこの世の営みがわからない変人になる。

このバランスをとり、両方の世界を200%楽しむ

のが瞑想の究極だ。

このように瞑想はあなたを「楽しく」させる。瞑想があなたの潜在的能力を開花させ、直感力や創造性が増す．思いやりの気持ちが強くなる。性格もマイルドになってくる。

瞑想が人を導き育てる．瞑想と自分を磨く意識的な努力によって、あなたの人間性が形作られてくる。

これがこの新版のタイトルを「瞑想人間力」と名付けた理由である。

瞑想についてのアドバイス

瞑想を40年弱続けてきて、瞑想を実践する際に気づいたこと、留意すべきことをビジネスマンの立場からアドバイスしたい。

瞑想をする人を大別してみる。

① 生来精神的な傾向が強くて、精神世界に惹かれる人。瞑想オタクで、瞑想巡りをしている人も多い。

② セレブがやるからなんとなくやってみる人。肩こり、身体の不調からストレス発散のためにやり始める人。

③ 芸術家、俳優等創造性が必要とされる職業の人。瞑想の効用を理解してやり始める人。

④ ビジネスマンで、瞑想の効用を理解して、科学的なツールとしてビジネスにも自分の人生のために役立てるためにやる人。

⑤ 神父、牧師、禅坊主等自らの精神世界をもっと深めるためにやる人。

日本では大半の瞑想者が上記の①、②で、④のビジネスマンが少ない。

禅と言われると長年の馴染みで誰しも安心して信用するが、ほとんどのビジネスマンは(その夫人も含む)瞑想を疑わしいと思いこんでいる。

アドヴァイスを箇条書きにて記してみる。

(1) 瞑想を1日1回20分を朝夕2回励行することはむづかしいと感じるだろうが、とにかく気軽にやることだ

よほどストレスに悩み、半ば最終的な手段として瞑想をやり始めたビジネスパーソン以外は、朝夕2回は無理と思い込む癖がある。「朝の忙しい時間に20分、夕方は会社では瞑想ができないし、飲み会の後では夜遅くなり、酒が入っていて瞑想ができない。」と考えたくなるらしい。私が瞑想を開始した時は、バブル最中の営業部長で全ての夜が会食、二次会で詰まっていた。しかも本来人間好きで、宴会が好きなタイプであった。当初から、瞑想は朝だけと決め、朝だけは何があっても瞑想をすると決意した。しかし早朝から会議があり、寝過ごすこともあり、できないこともある。その時は義務感から自己嫌悪に陥る必要は全くない。気軽に、無邪気にやり過ごせばいい。瞑想は1日2回やらないと効果が半減以下になると学ぶが気にする必要はない。「体が楽になる」「頭がスッキリする」「そんなに怒りを感じない」等々、次第に何かしら瞑想の効果を感ずるようになると、楽しくなり、自らが瞑想を率先してやるようになる。瞑想が楽しくなると、積極的にやるようになり、毎日歯磨きをするように習慣化する。**「瞑想をやらなくても死ぬことはない」と気軽に取り組むことだ。必ず効果を感ずるようになり、次第に朝夕2回があなたの日常に組み込まれてくる。**

(2) 瞑想の方法を学んだ後、1年に1回はチェッキングを受けた方がいい

超越瞑想の良い点は、その後正しく瞑想に入っているか？ 教師によるチェッキングがあることだ。私も当初10年ほどは全くチェッキングに留意もしていなかったが、次第に自己流になっていく懸念を感じて、年に一度はチェッキングをやることを心がけている。

私も含めてビジネスマンの陥りやすい欠陥は、時間に追われて、瞑想の入り方が慌ただしいことと、出方を唐突に終わらせることだ。心静かに瞑想に入り、楽

しく瞑想から離れることが重要だ。

(3) 基本的には一人で瞑想をやるのだが、時にはグループ瞑想に参加すべきだ

グループ瞑想の相乗効果は極めて大きい。

１９７４年都市人口の１％が超越瞑想プログラムを実習すると、犯罪発生率や交通事故発生率が減少し、都市生活人口の生活の質が向上することが科学的に実証された（『超越瞑想』マハリシ・マヘーシュ・ヨーギ著、マハリシ出版、４１６頁）。

この効果は「マハリシ効果」と呼ばれるが、統一場のテクノロジーで生み出される調和の影響力で、人々の集合意識に強力な調和がもたらされ、社会の肯定的な流れを強くして、世界意識に調和をもたらす。

(4) 瞑想は万能薬ではない

瞑想を長い期間、１日のうちほとんどの時間を実践して瞑想の達人すなわち悟りの境地に至った人以外は、瞑想は万能薬ではない。

瞑想を始めた頃、瞑想の１時間は睡眠の２時間以上に相当すると教わった。

外資系企業の日本法人社長に着任して、赤字を黒字にするべく必死で努力した。

落下傘で未知の土地に降り立ったわけだから、業界の知識なし、外部の人脈なし、社内での人脈なしの３無し状態でスタートしたわけだから、とにかく時間がない。

睡眠時間５時間と決め、睡眠時間を３時間、あとは瞑想の１時間で補うと決め、実行した。１週間はなんとかやれたが、そのあとはボロボロになった。

この時学んだことは、瞑想が効果を十二分に発揮するのは、睡眠も十分（少なくとも6〜8時間）取って、あと運動、食事に注意して、身体を整えた時である。身体が輝いていて、瞑想をすると、瞑想の効果は著しい。

(5) 瞑想をやるコツ（極意）は「楽しく」「気軽に」「無邪気に」やることだ

禅やマインドフルネスと異なり、超越瞑想は集中する必要は全くない。

集中することが瞑想にマイナスになる。マントラを自然に唱えていると、勝手に純粋意識に到達する。気軽に、無邪気にやることだ。

日本人は生真面目すぎる、また瞑想の効果を期待しすぎる。

瞑想で最初から劇的な効果が出るはずがない。私は気軽に瞑想を始めた。最初は、身体が外へ外へと無限に膨張していくのを感じたが、それ以降あまり何も感じなかった。忙しさに任せて、やったりやらなかったり、時にはひと月もサボったこともあったが、とにかく継続した。そのうち瞑想をすると、気分がスッキリして、楽しい気分が続くことに気づいた。

そのうちいろいろな効果的な事象が起こるようになったが、それも私個人の努力なのか、瞑想の効果なのか、判断がつかなかった。**人生で成功するには、これ以上できないほどの努力をして、あとは瞑想に任せることだ。自然の知性が全て取り計らってくれる。**

40年強に渡る瞑想の助けもあって、これ以上できないぐらいの自己努力をした億万長者のレイ・ダリオを紹介しよう。

当代最高の企業家レイ・ダリオの瞑想哲学

レイ・ダリオはアメリカ人の億万長者で当代最高・最強の投資家、起業家の一人である。

1975年にブリッジウォーター・アソシエイツを2LDKのアパートからスタート、40年以上をかけて、現在は1600億ドルの資産を運用する世界最大のファンドに育て上げた。普通の平凡な学生であったレイは、ビートルズの瞑想をきっかけに1968年に瞑想を始め、以来40年強瞑想を継続。「私が成功することができたのは、他のどの要素よりも瞑想が一番大きな要因となっている」と常日頃語っている。

相場の動きに合わせて、ヘッジファンドの仕事はストレスの多い生活であるが、「ストレスを感じたらちょっと仕事を中断して瞑想に入ります。そうするとストレスが洗い流されてスッキリします」。「分かりやすくいうとそれは忍者のようなものです。問題がやってくるときに、それがスローモーションのように見えるのです。それは心が落ち着いている時に起こります。落ち着いていればより良い形で問題に対処できますが、不安になると全てが非常に早く進むように見えて、自分でコントロールできなくなるのです」。そして瞑想によって、考えが明晰になり、自由に仕事が捗ることに言及して「**心が静かになると脳生理が変わり、創造的なアイデアが浮かびます。アイデアは不意にやってくるのです。そんな感じで瞑想は新たな発想を生み出す助けになるのです**」と語っている。

1日20分の瞑想が習慣化しているが、忙しいときほど瞑想を長くしていると言う。

会社では瞑想を社員教育として採用しているが、瞑想は社員の生産性向上に大いに寄与するという。

レイ・ダリオの著書「PRINCIPLES」（人生と仕事の原則）は、彼がいかに努力したか等、彼の成功を齎した人生の原則を語っているが、その中で、「徹底的にオープンになる」練習として瞑想を勧めている。

引用をしてみよう。

「私は超越瞑想（TM）をやっている。それが私の心を広げ、高次元の視点を持ち、平静と創造性を得るのに役立ったと思う。瞑想は心を落ち着かせてくれ、戦う忍者のように、混乱の最中でも平静に行動できるようになった。こういったことを身につけるために瞑想をしろとは言わない。ただ私や多くの人に役立ったことを伝え、真剣に検討したらどうかといっているだけだ」。

科学的研究に基づく瞑想の効用データ

瞑想をすることの効果や効用については、たくさんの科学的研究がある。それを図表にまとめたデータの一部を、次に紹介する。

TMテクニックに関する科学的研究
論文集第１巻〜第７巻

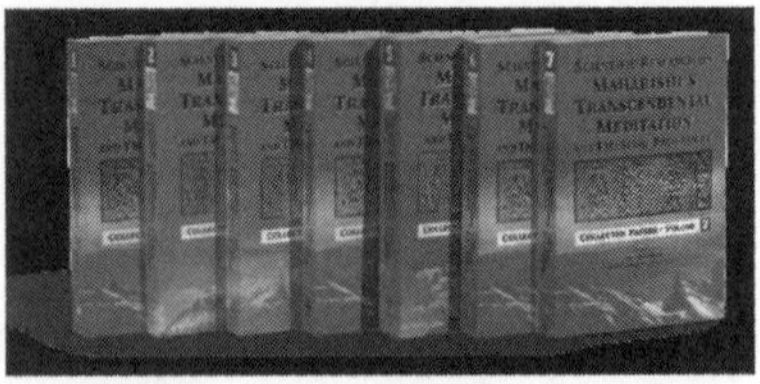

- 675以上の研究
- 250の大学と研究機関によって実施
- 30 カ国

超越瞑想の幅広い効果

— 深い休息を得て、心身のストレスや疲労を取り除く
— 若返り、寿命の延長、健康の増進
— ゆとり、安心感、寛容さの増大
— 総合的な脳機能の開発

科学的研究による効果の実証

超越瞑想の幅広い有効性は、過去40年間に、675 以上の科学的研究によって実証されてきました。(そうした研究は、世界中の250以上の大学や研究機関で行われています。)

脳波の研究によると、TM中、脳全体を指揮する前頭前野と他の部分との関係が強化され、脳全体がより統合して機能することがわかっています。その結果として、脳の潜在力が自然に発揮され、知能が増し、意志決定や問題解決能力が増します。以下は、そうしたＴＭの研究結果の一例です。

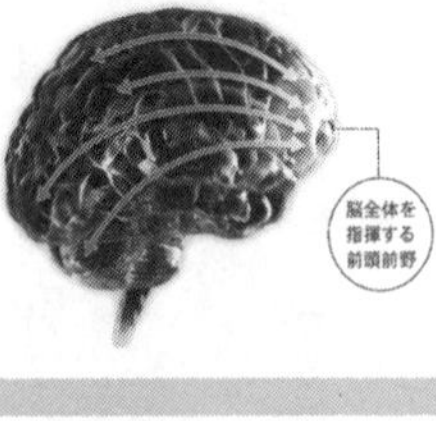

明晰な思考

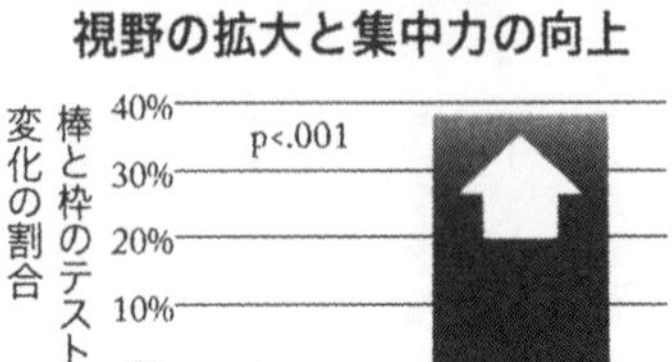

超越瞑想の実践は、場独立性を高めます。場独立性の高い人は、経験を同化し構成する能力が高く、認識が明せきである、記憶力が良い、創造的な表現ができる、内側に安定した価値基準を持っているという特徴があります。

参考文献：Perceptual and Motor Skills 39(1974)

創造性の増大

Increased Creativity

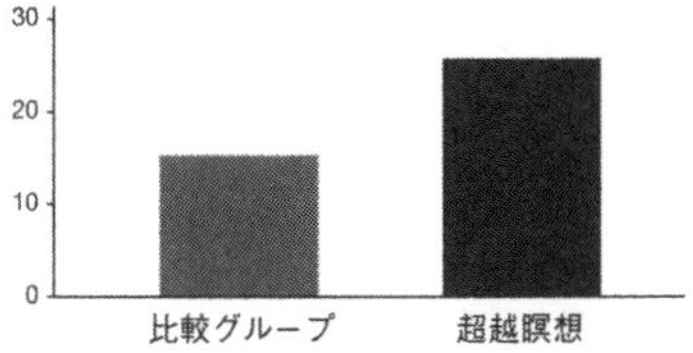

TMを学んだグループは、5カ月間実践した後、TMをしていないグループと比較して、図形的独創性で測定される創造性が有意に向上しました。

参照資料：The Journal of CreativeBehavior 13:169-180,1979.

心の安定

落ち着きの増大

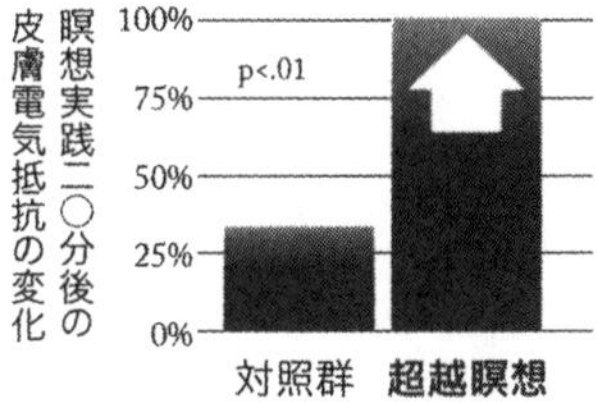

超越瞑想の実践者は、対照群と比較して、瞑想中に皮膚電気抵抗の有意な増大を示しました。皮膚電気抵抗の増大は、落ち着きや安らいだ状態を示す生理学的な尺度となります。

参考文献：Physiology&Behavior 35 (1985)

仕事の業績の向上

Improved Job Performance

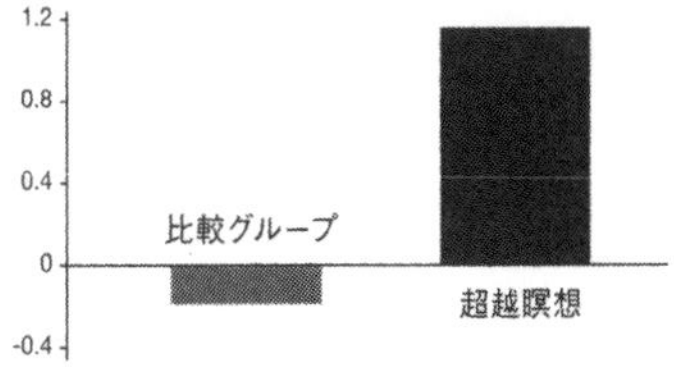

TMを学んだ従業員は、TMをしていない従業員と比較して、仕事の業績の向上が見られました。

参照資料：Academy of Management Journal 17:362-368,1974.

高血圧の改善

Reduction of High Blood Pressure

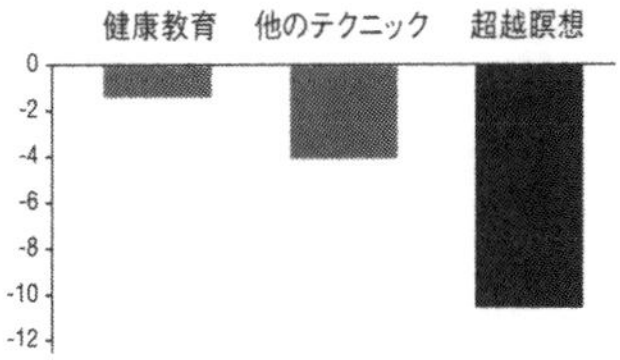

TMを学んだグループは、3カ月後、健康教育を受けたグループ、血圧コントロール法を行ったグループと比較して、収縮期および拡張期血圧が有意に減少しました。

参照資料：Hypertension 26:820-827,1995.

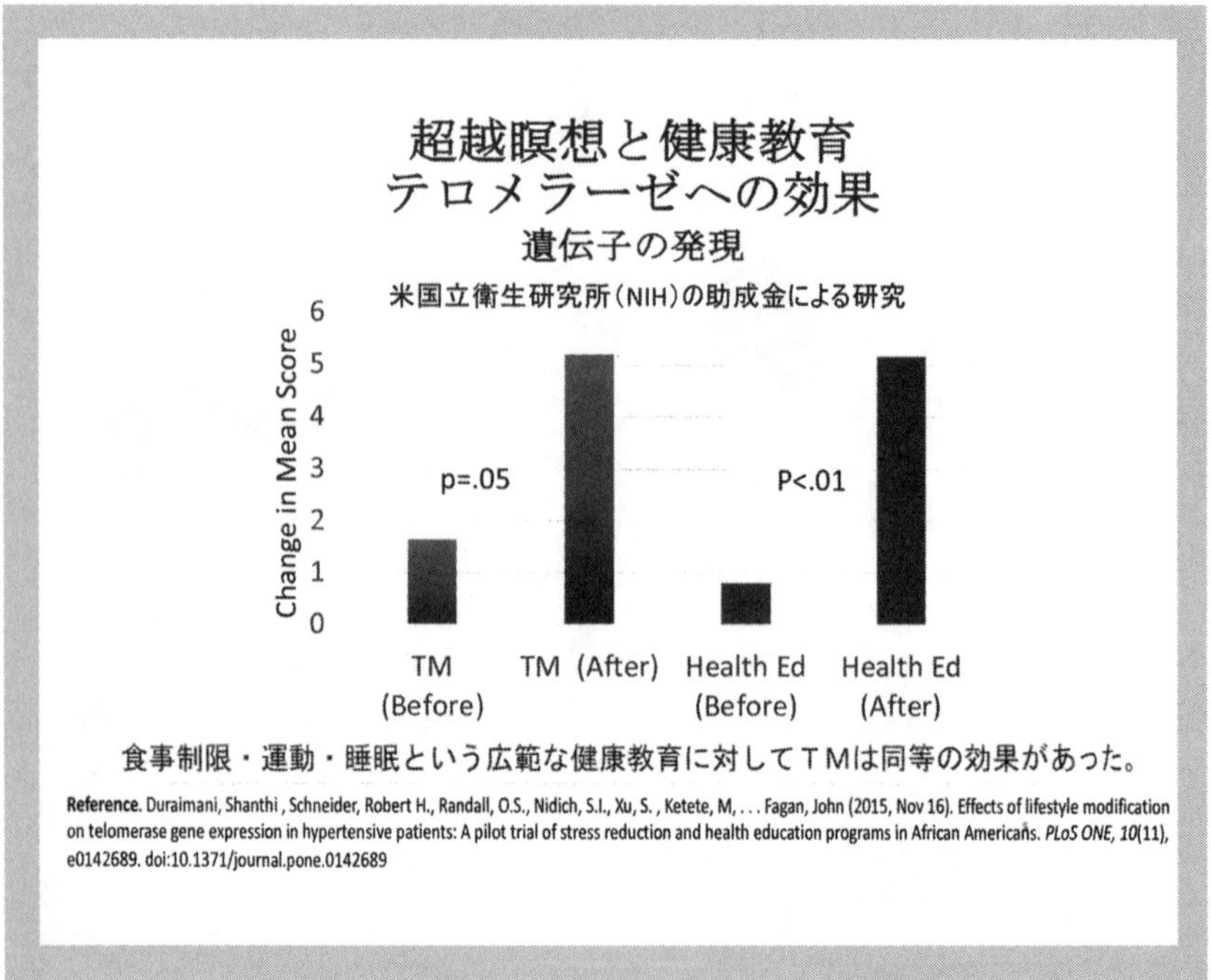
超越瞑想と健康教育
テロメラーゼへの効果
遺伝子の発現
米国立衛生研究所（NIH）の助成金による研究
Change in Mean Score
6
5
4
3
2
1
0
p=.05
P<.01
TM (Before)
TM (After)
Health Ed (Before)
Health Ed (After)
食事制限・運動・睡眠という広範な健康教育に対してＴＭは同等の効果があった。
Reference. Duraimani, Shanthi , Schneider, Robert H., Randall, O.S., Nidich, S.I., Xu, S. , Ketete, M, . . . Fagan, John (2015, Nov 16). Effects of lifestyle modification on telomerase gene expression in hypertensive patients: A pilot trial of stress reduction and health education programs in African Americans. PLoS ONE, 10(11), e0142689. doi:10.1371/journal.pone.0142689

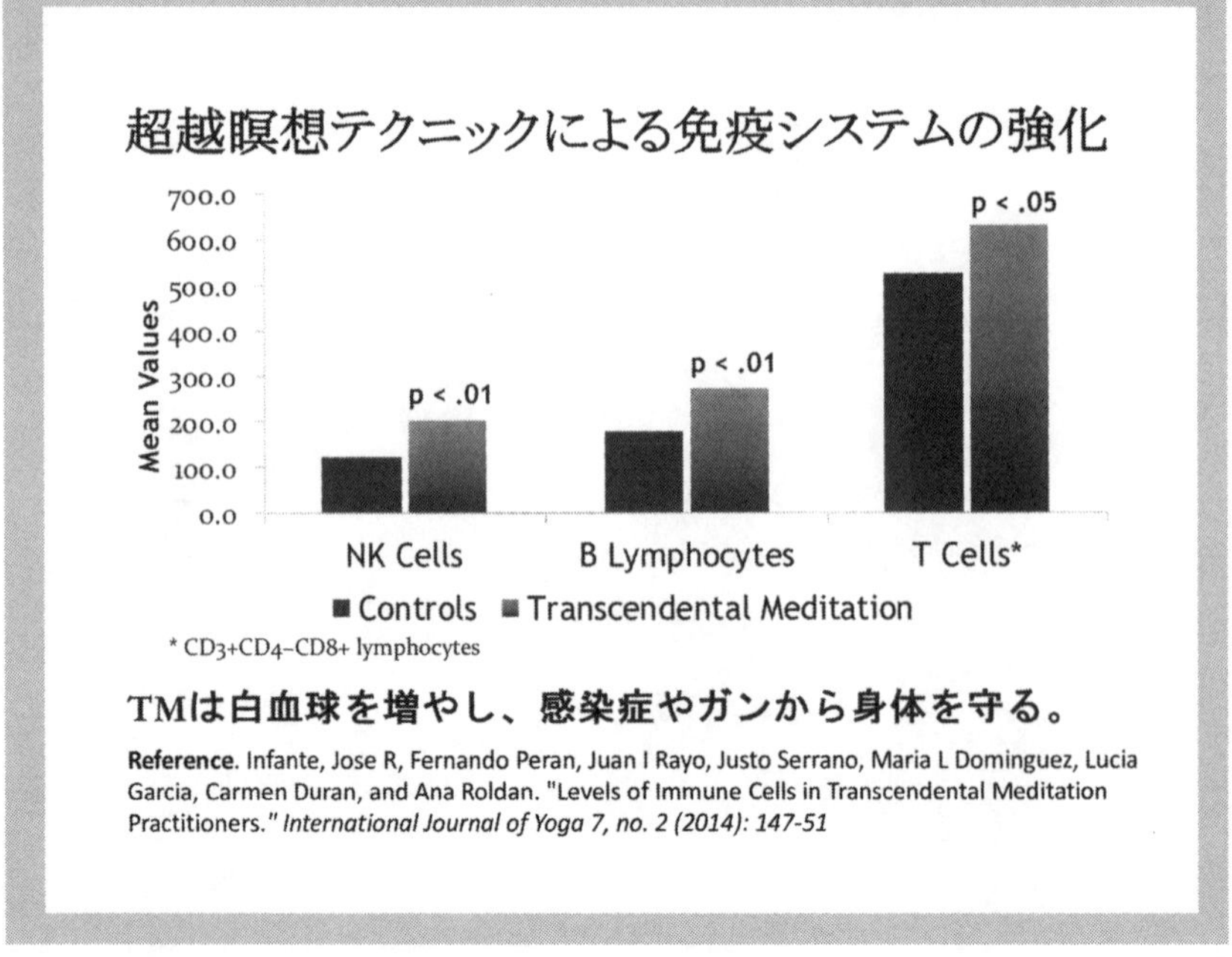
超越瞑想テクニックによる免疫システムの強化
Mean Values
700.0
600.0
500.0
400.0
300.0
200.0
100.0
0.0
p < .01
p < .01
p < .05
NK Cells
B Lymphocytes
T Cells*
Controls
Transcendental Meditation
* CD3+CD4–CD8+ lymphocytes
TMは白血球を増やし、感染症やガンから身体を守る。
Reference. Infante, Jose R, Fernando Peran, Juan I Rayo, Justo Serrano, Maria L Dominguez, Lucia Garcia, Carmen Duran, and Ana Roldan. "Levels of Immune Cells in Transcendental Meditation Practitioners." International Journal of Yoga 7, no. 2 (2014): 147-51

TMテクニックによる成功のための脳の統合の増加

TMと
TMシディ
プログラム

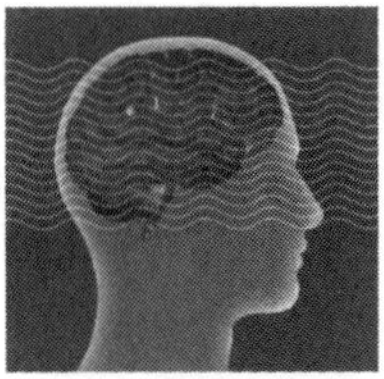
脳の統合の増加

- トップ経営者
- 世界クラスの
- 運動選手
- プロの音楽家
- 成功した警察官
- 創造性

TMとTMシディプログラムは脳の統合を増加させます。
それは多くの職業における創造性と成功の特徴です。

References. *International Journal of Psychophysiology*. 71(2), 170-176 (2009)
Biological Psychology 38, 37-51 (2002)
Management, Spirituality & Religion 214, 230-244 (2014)
Creativity Research Journal 26 (2), 239-243 (2014)

TMテクニックによる教師の燃え尽き症候群の減少

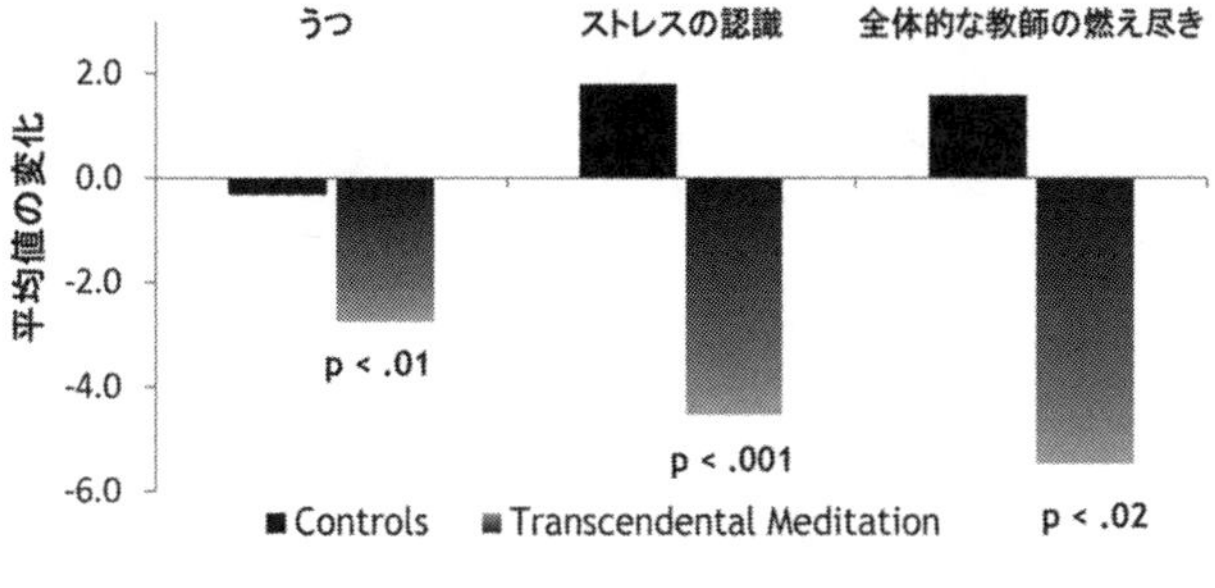

TMは、教師のうつ、ストレス、燃え尽きを減少する

Reference. Elder, Charles , Sanford Nidich, Francis Moriarty, and Randi Nidich. "Effect of Transcendental Meditation on Employee Stress, Depression, and Burnout: A Randomized Controlled Study." *The Permanente Journal* 18, no. 1 (2014): 19-23.

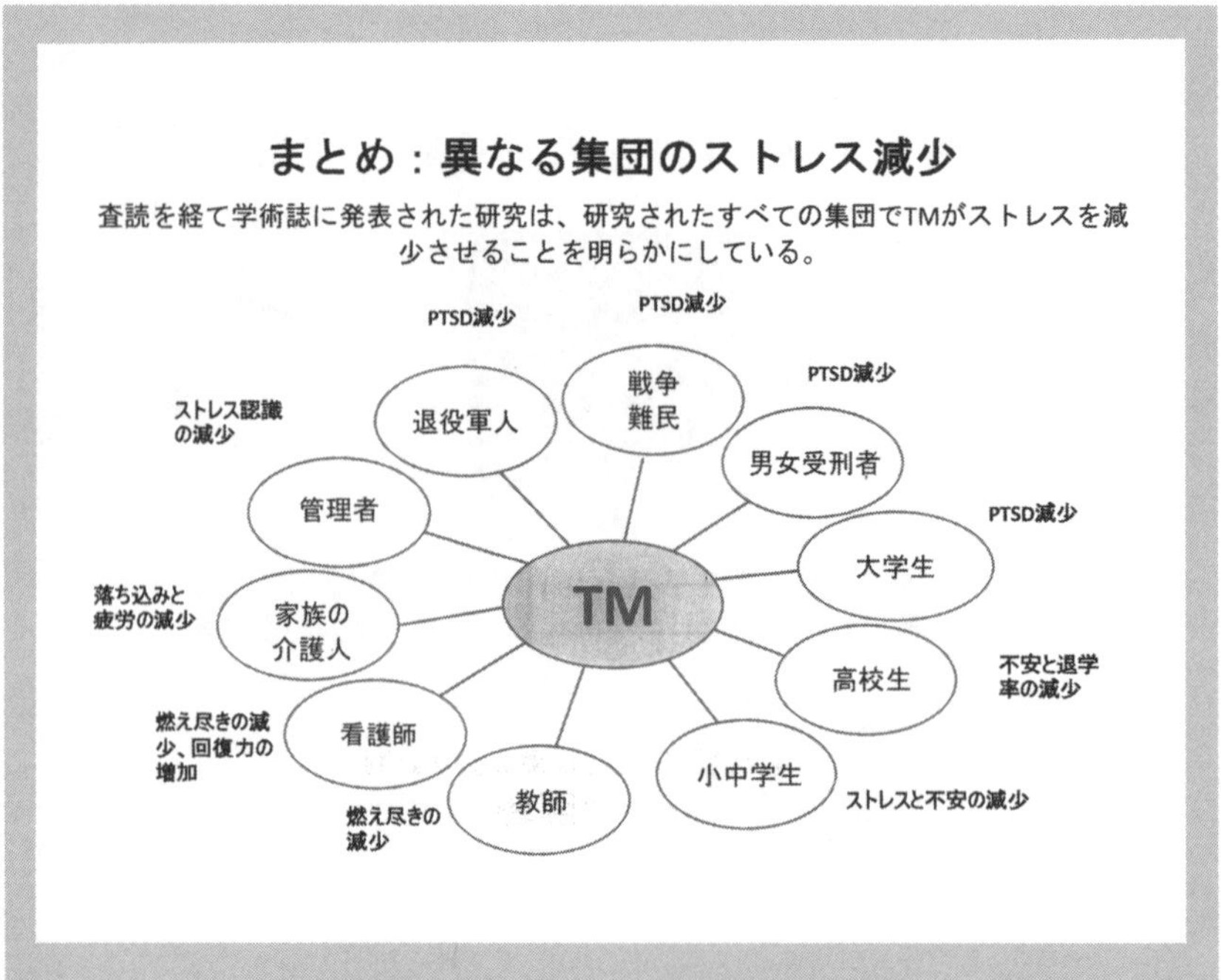
まとめ：異なる集団のストレス減少
査読を経て学術誌に発表された研究は、研究されたすべての集団でTMがストレスを減少させることを明らかにしている。
TM
退役軍人
PTSD減少
戦争
難民
PTSD減少
男女受刑者
PTSD減少
大学生
PTSD減少
高校生
不安と退学率の減少
小中学生
ストレスと不安の減少
教師
燃え尽きの減少
看護師
燃え尽きの減少、回復力の増加
家族の
介護人
落ち込みと疲労の減少
管理者
ストレス認識の減少

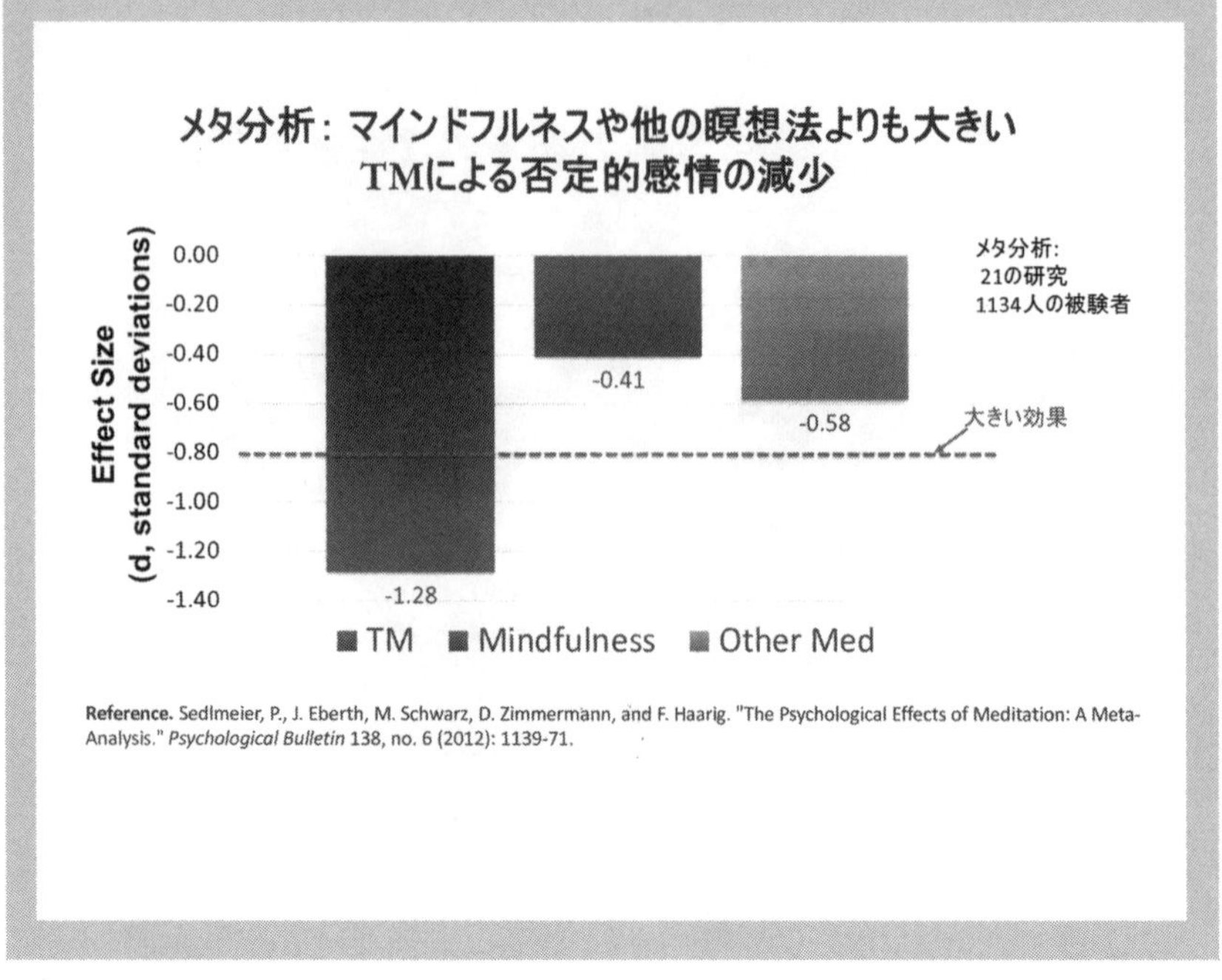
メタ分析：マインドフルネスや他の瞑想法よりも大きい
TMによる否定的感情の減少
Effect Size
(d, standard deviations)
0.00
-0.20
-0.40
-0.60
-0.80
-1.00
-1.20
-1.40
-1.28
-0.41
-0.58
大きい効果
メタ分析：
21の研究
1134人の被験者
TM
Mindfulness
Other Med
Reference. Sedlmeier, P., J. Eberth, M. Schwarz, D. Zimmermann, and F. Haarig. "The Psychological Effects of Meditation: A Meta-Analysis." Psychological Bulletin 138, no. 6 (2012): 1139-71.

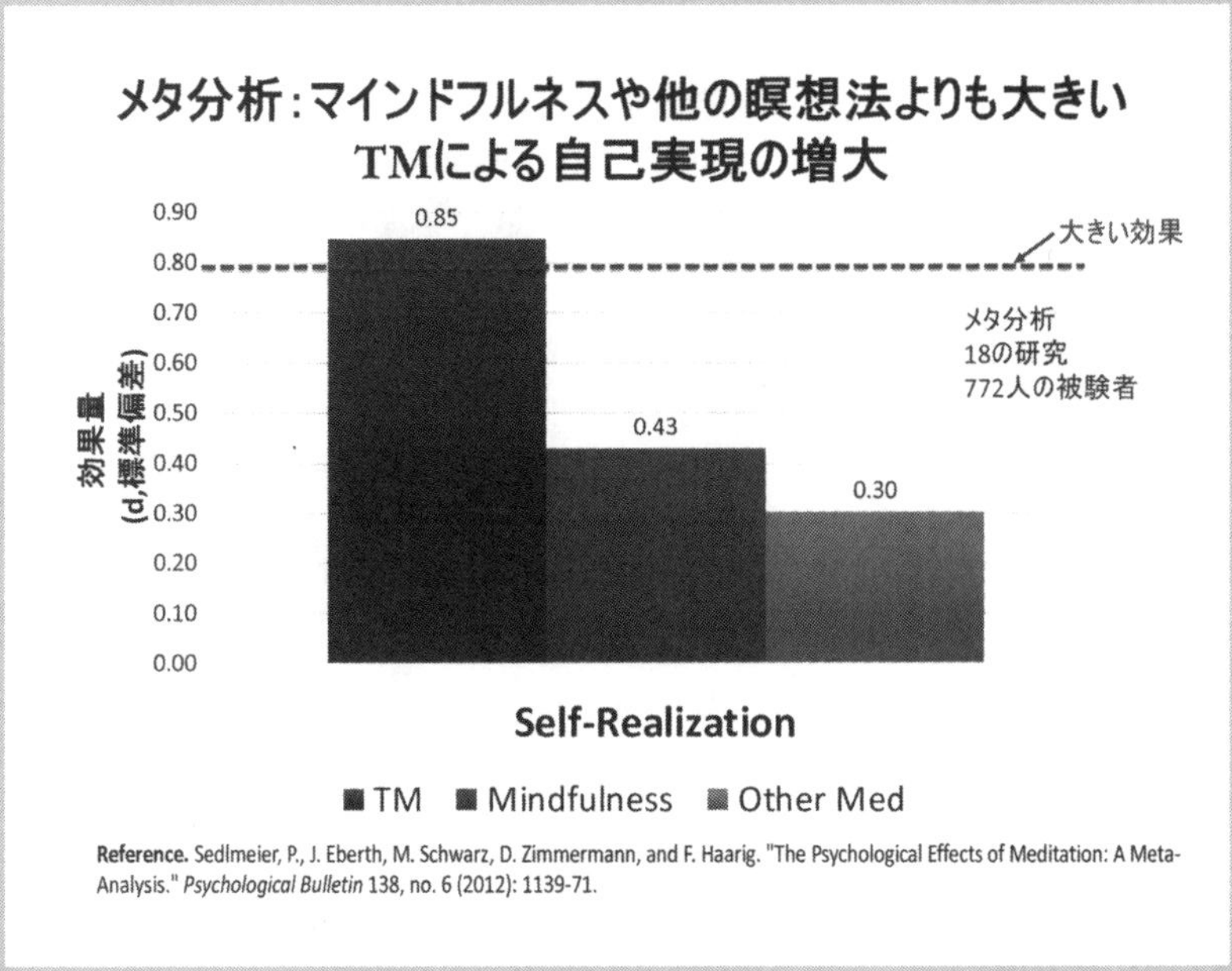
メタ分析：マインドフルネスや他の瞑想法よりも大きい
TMによる自己実現の増大
0.90
0.85
0.80
大きい効果
0.70
メタ分析
18の研究
772人の被験者
0.60
効果量
(d,標準偏差)
0.50
0.43
0.40
0.30
0.30
0.20
0.10
0.00
Self-Realization
TM Mindfulness Other Med
Reference. Sedlmeier, P., J. Eberth, M. Schwarz, D. Zimmermann, and F. Haarig. "The Psychological Effects of Meditation: A Meta-Analysis." Psychological Bulletin 138, no. 6 (2012): 1139-71.

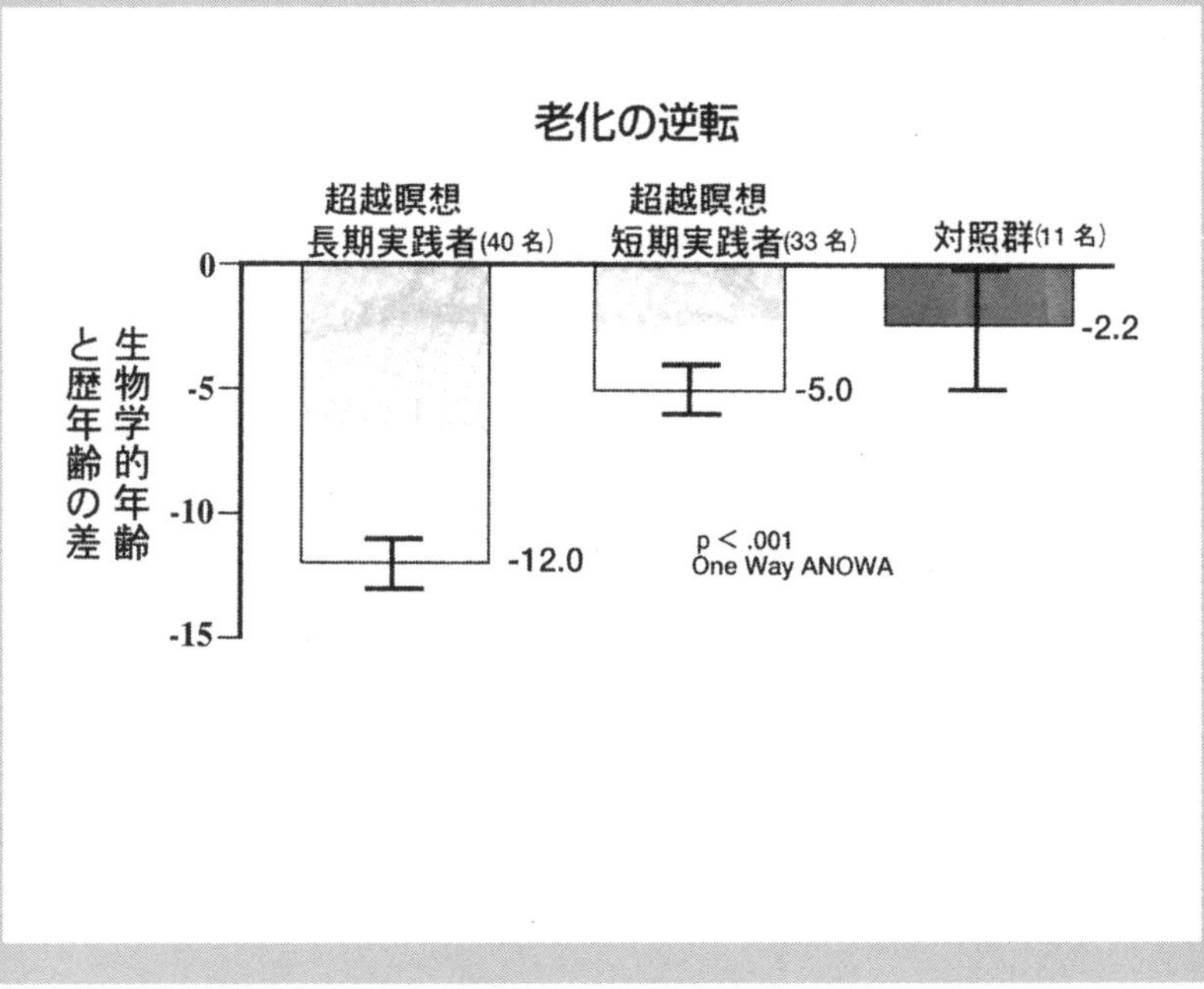
老化の逆転
超越瞑想
長期実践者(40名)
超越瞑想
短期実践者(33名)
対照群(11名)
0
-5
-10
-15
生物学的年齢
と歴年齢の差
-12.0
-5.0
-2.2
p < .001
One Way ANOWA

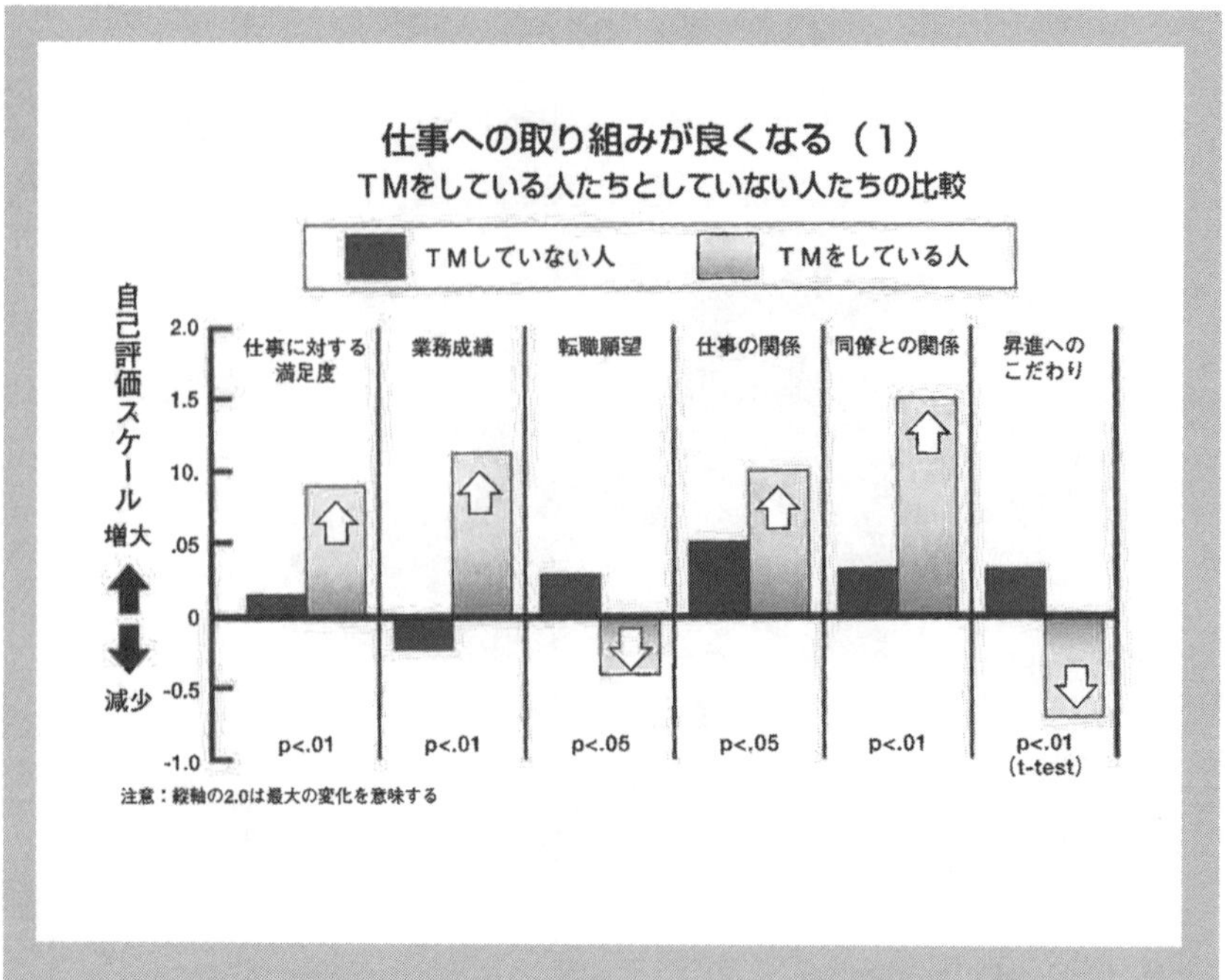
仕事への取り組みが良くなる（1）
TMをしている人たちとしていない人たちの比較
TMしていない人
TMをしている人
自己評価スケール
増大
減少
2.0
1.5
10.
.05
0
-0.5
-1.0
仕事に対する満足度
業務成績
転職願望
仕事の関係
同僚との関係
昇進へのこだわり
p<.01
p<.01
p<.05
p<,05
p<.01
p<.01 (t-test)
注意：縦軸の2.0は最大の変化を意味する

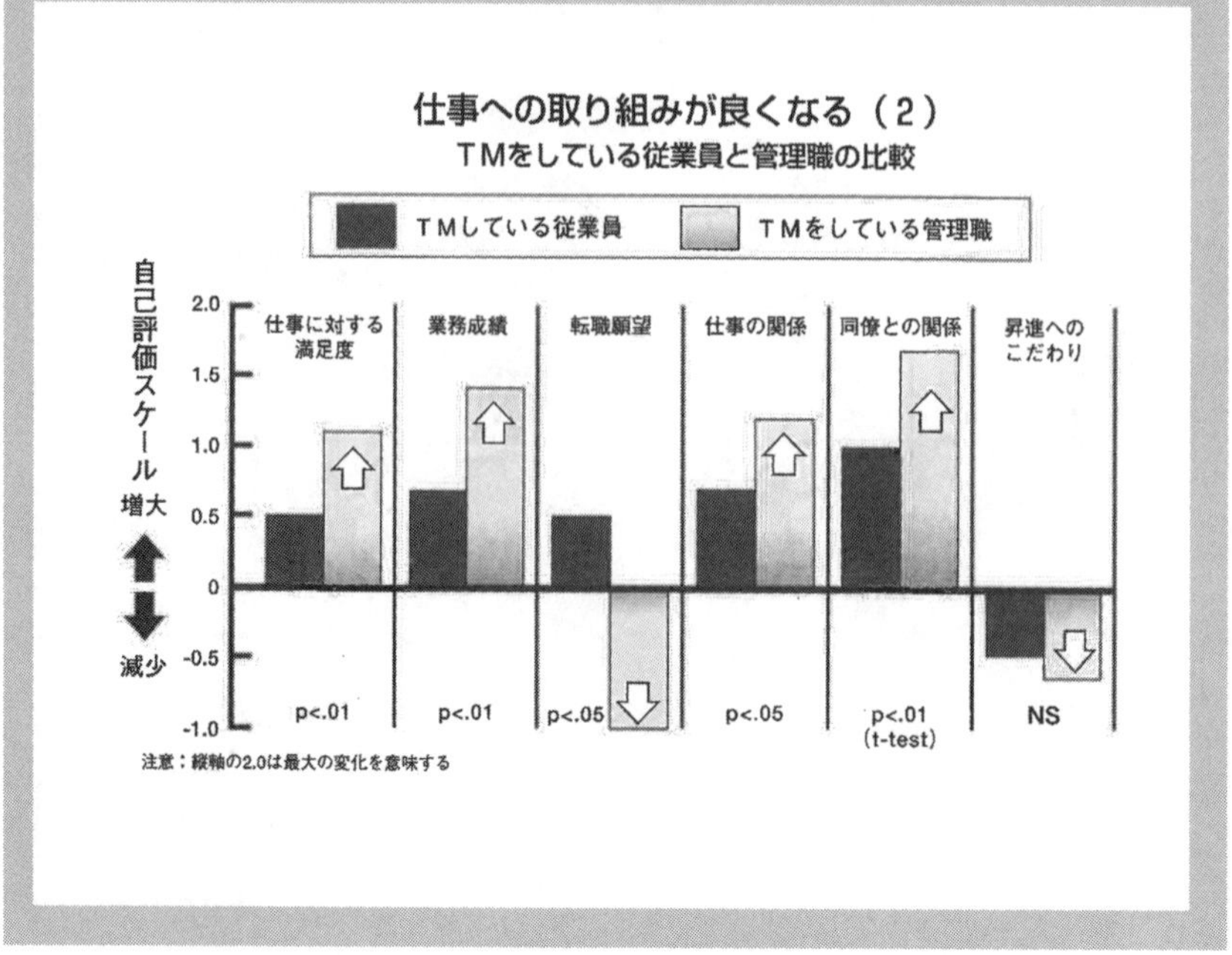
仕事への取り組みが良くなる（2）
TMをしている従業員と管理職の比較
TMしている従業員
TMをしている管理職
自己評価スケール
増大
減少
2.0
1.5
1.0
0.5
0
-0.5
-1.0
仕事に対する満足度
業務成績
転職願望
仕事の関係
同僚との関係
昇進へのこだわり
p<.01
p<.01
p<.05
p<.05
p<.01 (t-test)
NS
注意：縦軸の2.0は最大の変化を意味する

PART-2 瞑想を力に：私の履歴書

瞑想とは何か？——純粋意識への道

小学1年時、強烈な印象として残っているダルマについて後年調べてみた。ダルマは達磨。中国禅宗の開祖とされるインド人仏教僧で、南インドのタミル系パッラヴァ朝における香至国王の第三王子。ダルマは、ギロッとした眼光で、ヒゲを生やし耳環を付けた姿として描かれている。壁に向かって9年座禅を続け、それが「壁のように動じない境地で真理を観ずる達磨禅」の根底にある。

のちに達磨が師と仰ぐ「般若多羅尊者」が香至国王を訪れた時、国王は光り輝く宝珠を与えた。尊者は三人の王子に「この宝珠に勝るものが、この世にあるだろうか？」と尋ねた。

二人の兄たちは「これに勝るものはありません」と力強く答えた。しかし第三王子の達磨だけは、「この宝珠は世俗的なもの。真の宝珠とは、外も内も一切の闇を照らすものです。それは人間が自分の中に持っている完全な知性です。この完全な知性こそ、究極の宝珠」と答え、尊者は深くうなづいたという。

人間が自分の中に持っている完全な知性とは、純粋意識と呼ばれる。禅では「無我の境地」精神分析では『原始心像』と呼ばれるものと同じである。瞑想とは日常の思考レベルを超越して、純粋意識すなわち意識の基底領域へと至ろうとする方法で、「心が自分の家に帰っていく」と表現する人もいる。

古くから人々は、この基底領域へとコンタクトできた時に、思いがけない力や絶対の幸福を得られると、体験的に知っていた。そこで瞑想によってその力を得ようとさまざまの工夫がなされてきた。

第六章　私が瞑想と出会うまで

この章からは私の体験についてご紹介する。私は瞑想と出会うことで、仕事に関しても人生に関しても大きな変化を経験した。それがいかなる変化だったのか知っていただくために、この章ではまず、瞑想に出会う前の私についてお話しする。

アメリカ留学で夢見た、グローバルな自分の姿

私は1940年、神戸で生まれた。兄弟は三人いて、私はその次男坊である。生来のきかん気で、ごく普通のやんちゃ坊主として育ち、やがて神戸の六甲学院に進学する。

六甲学院はキリスト教カトリックのイエズス会が経営する学校で、ドイツ、アメリカ、スペインなど、各国からやって来た神父たちが教鞭をとっていた。イエズス会はキリスト教の数ある宗派のなかでも規律厳格で、六甲学院もその例に漏れずスパルタ教育で知られ、規律面では極めて厳正だった。

キリスト教系の学校へ進学したとはいえ、もともとキリスト教徒だったわけではなく、私の生家は真言宗《しんごん》の信者だった。六甲学院では別にカトリックの信者になる義務などなかったのだが、学院でキリスト教の感化を受けた私は、中学3年、15歳のときにカトリックの洗礼を受けている。

六甲学院を卒業後、1年の大学浪人を経て、慶応大学に入学する。大学受験に関してはちょっとした挫折感を味わっており、その影響で慶応に入学してから1

年間留年してしまったのだが、この間の事情については後の章で詳しく述べたい。

1963年、慶応での学生生活も終盤にさしかかった4年生のとき、私は交換留学生として渡米し、スタンフォード大学の経済学部4年に編入して1年後に卒業した。それまでの交換留学生たちが努力を積み重ねてきたお陰もあり、スタンフォードはすでに取得済みだった私の慶応での単位を口頭試験だけで簡単に認めてくれたため、在学1年という短期間で卒業することができたのである。

さて、私はスタンフォードを卒業するとき、将来に対する漠然とした夢を抱いていた。

このとき、私の前には三つの進路があった。

一つ目は、アメリカのビジネススクール（経営大学院）に進みMBA（経営学修士）を取得することである。MBA取得後には、アメリカの有名企業に幹部候補として採用され、日本企業とはケタ違いに高額の年俸を得ることになるだろう。

ちなみに、私がこの道を選択すると決めた場合、大学院進学のための奨学金を得られる可能性が高かった。

二つ目は、そのままアメリカで就職することだった。高校時代からアメリカに来ていたある日本人の友人などは、大学を卒業と同時にIBMに就職していた。その頃、コンピュータ業界は急激な成長が予想され、そのなかでもIBMは世界第1位であり、業界の「ガリバー」と呼ばれるほどの、圧倒的な地位を占めていた。しかも、その友人は現地人であるアメリカ市民と同等の資格で採用されており、IBMの本社に勤務することが決まっていたのである。

この道もその気になれば実現する可能性が高かった。実際、私は当時、アメリカのある著名な工作機械メーカーからのオファーも受けていたのである。

この二つの進路は私にとって極めて魅力的だった。これらの道を進めば、私はアメリカ社会でビジネス・パーソンとして生きることになる。世界で最も繁栄しているアメリカのビジネス界で思う存分に働くこと。それは、私にとって、まばゆいくらいに魅力的な冒険に思えたのである。

だがその一方で、私にはこれを選ぶのにためらいがあった。なぜなら、私にはもう一つの選択肢が残されていたからである。それは、日本に一度帰国し、慶応を卒業した後で進路を決定するということだった。

アメリカ社会のビジネス・パーソンとして生きるということは、ほとんどアメリカ人として生きることに等しい。そのことに躊躇《ちゅうちょ》を覚えたのである。

スタンフォードには世界各国からの留学生がおり、中近東やインド、パキスタンなどの留学生はほとんど皆、卒業しても母国へ帰らず、アメリカで就職する。そうした人たちと話していると、「あなたの学んだ知識を母国のために活用しなくていいのか。母国はどうなってもいいのか」という、ある種の義憤のようなものを感じたものである。

そして、「自分は違う。自分の本性は日本人だ。そのことを忘れるべきではない」と思わずにはいられなかったのである。


いまの人たちから見ると、自分が日本という国を背負って立っているかのようなこんな気持ちは、若者特有の青臭い感傷としか思えないかもしれない。だが、当時の日本の状況を思えば、あながちそうとばかりも言えなかったのである。

1960年代半ばと言えば、アメリカにとって最も大らかな良き時代であり、世界で最も繁栄し、夢と可能性を若者に与えてくれる国だった。ところが、第二次世界大戦での敗戦から20年ほどしか経ていないその頃、日本という国はまだ貧しい国だった。高度成長期にあったとはいえ、いまだに戦後復興の色合いが濃く残っていたのである。

このような時代にアメリカ人として生きることは、まるで、自分だけの幸せを求めて、貧しい祖国を見捨てるような気がしてしまうのも、無理はなかった。

私は日本へいったん帰国する道を選んだ。これは、何も自分の夢をあきらめるということではなかった。ただ、日本へ帰り、自分の母国への気持ちをきちんと整理し、それから改めて、自分の夢へと向かいたいと考えたのである。

だが、結果として、このときの選択が、自分の夢にとって大きな遠回りを強いられることとなってしまう。

父親の意向も汲み、あえて鐘紡に入社

私は日本への帰国を、ヒッチハイクで行うことにした。当時の私には広い世界を見たいという気持ちが強かったからである。アメリカからヨーロッパへ、そしてインド、香港などを経て、六ヶ月かけ、ようやく日本に帰ってきた。

慶応大学に復学した私は、やはり、海外に出たいという自分の気持ちが変わらないことを確認し、総合商社へ入ろうと思った。商社マンならば、海外への私の思いも活かせるし、日本という国を裏切ることにもならない。そんなふうに思ったのである。

ところが、私の希望とは裏腹に、周囲の状況は別の方向へと動いていた。私がアメリカにいる間に、父が私の将来を心配し、ある会社への就職を手配していたのである。

その会社が鐘紡《かねぼう》だった。そもそも、私の父親にとって、鐘紡というのは憧《あこが》れの存在だったのである。

父は丁稚奉公《でっちぼうこう》から身を起こし、ようやく独立して小さな商店を持つようになった。だが、独立当初その経営はいつも苦しく、当時の父は「サラリーマンとは何と良い仕事だろう」と思ったようだ。サラリーマンなら自分でお金の苦労をする必要はない。月の終わりにはきちんと給料がもらえる。しかも、自分の努力次第でいくらでも地位も給料も上がる。父はサラリーマンをそのような職だと思い、羨《うらや》んでいたのである。

また、戦前の日本において、鐘紡という会社は超優良企業であり、特別な憧れを持って見られる存在だった。いまの日本で言うならば、トヨタのような存在、あるいはそれ以上だったかもしれない。

そのイメージが残っていた父には、息子である私に「鐘紡に入ってほしい」という願望があったのである。

父のその気持ちには、ほとんど執念に近いものがあり、私が日本に帰った頃にはもう相当のところまで鐘紡入社の準備を進めてしまっていた。そのため、私が商社へ進もうと決めていたにしても、一度は鐘紡へ出向いて、自分自身の口で直接に断りを入れる必要があったのである。

ところが、実際に鐘紡へ出向いてみて分かったのは、事態が私の想像以上に先へと進められていたことだった。断るというのが簡単にはできそうもないと思った私は、渋々ながら、簡単な面接を受けざるを得なくなった。すると、驚いたことに、すぐに採用内定の通知が届けられてしまったのである。

そうなると、事態はもう抜き差しならなくなってしまった。この段階で就職を断れば、大勢の人たちへの義理を欠く。私にそれはできなかった。

歴史的な流れを見れば、繊維産業が先進諸国から発展途上国へと移っていくのは自明で、戦前とは違い、日本の繊維業界が次第に後退していくことは誰の目にも明らかだった。そんな時代に、ペンタゴン経営によって会社を大きく転回させようとはしていたが、鐘紡という、根幹は繊維の会社へ就職しようというのは、あまり賢明な選択とは言えない。だから、当時の先輩や教授、知人たちは、私に進路を再考するようにと忠告してくれたものである。

私にも、そうした忠告に理のあることは分かっていた。アメリカ経済の成長過程をこの目で見てきたこともあり、彼らの見解の正しさは痛いほどに理解していたのである。

それでも私は、何か運命的なものを感じて、鐘紡へ入社することを決めた。

現在から見れば、このような就職先の決め方は奇妙に思えることだろう。だが、当時は父親の権威がまだ強い時代で、息子が父親の意向に逆らうというのは、相当に勇気の要ることだった。父は三人の息子たちの将来を、長男は家業を継ぎ、次男は鐘紡でサラリーマン、三男は大学教授にしたいと考えていた。そして、事実、私たちは父の意向どおりの道へと進んだのである。

私には、鐘紡への入社が何か見えざる手によって決められた運命のように思えた。自分が鐘紡へ入らなければならなくなったのは、数々の辛酸《しんさん》をなめてきた父の執念がそうさせたとしか思えなかったのである。

いったん帰国して、自分の心を整理してから、改めて進路を決めるという私の決断は、自分の思惑とは異なり、結局のところ、私の気持ちとは別の道へと進ませることとなってしまったわけである。

途絶えたビジネススクールへの夢

1965年4月、私は鐘紡に入社した。

その頃の鐘紡は朝鮮戦争後の繊維不況を乗り切り、この前年には「幻の決算」と呼ばれたほどの好成績を上げていた。自然、社内には戦前の繁栄を取り戻そうという意欲が充満しており、そのような時期の企業に身を置くことは嫌な気分ではない。

また、私個人としても、入社式では新入社員を代表して誓いの答辞を述べるという晴れがましい役目をおおせつかったこともあり、高揚した気持ちだった。

このようにして鐘紡へ入社した私だったが、海外への夢をすんなりとあきらめたわけではなかった。それどころか、ことあるごとにチャンスをうかがっていたのである。

例えば、入社して間もなく、いわば見習いとして岡山県の繊維工場へと配属されていたのだが、その頃に、私はビジネススクール留学を試みている。

それは、外資系のある会社が行った公募で、ビジネススクール留学を志す人材を会社の内外を問わず広く求めていたのである。私は鐘紡には内緒で即座にこれに応募したところ、最終候補の2人に残った。

ところが、最終選考の面接を受けるため、その会社の本社がある東京へと出かけようというその2日前、私の目論《もくろ》みは崩れてしまった。その会社から鐘紡の人事部へ連絡が行ってしまったのである。

私のいわば「謀反《むほん》」を知った人事部と工場長が、説得にやって来た。それは理よりも情に訴えたものだったのだが、私には情に弱いところがある。工場長の責任問題を慮《おもんぱか》り、「自分の将来はまだ長い。これからもチャンスはある」と考えて、このときの計画はあきらめることにした。

この1週間後、1年11ヶ月という異例の短さで、私の見習い期間は終了した。そして、大阪本社に帰り、綿総部プリント課という部署へと配属されたのである。この部署は繊維のプリントを販売するのが仕事であり、その市場は国内と海外にまたがっていた。私は海外の顧客相手の販売員となり、国外の市場などを担当することになる。

思えばこの配属は、海外に関心の高い私の気持ちを鐘紡へとつなぎとめるという意図を含んでいたのかもしれない。

その後、何度かビジネススクールへの道を探ってはみたが、ことごとく実を結ばなかった。その一方で、会社員として海外での仕事に明け暮れるうち、次第に意識が会社中心へと飲み込まれていって、いつしか自分の夢を忘れてしまうのである。

鐘紡での30年で経験したこと

ここで、私が30年にわたって在籍した鐘紡という会社と、そのなかでの私の経歴について、大まかなところをお話ししておきたい。

まず、鐘紡についてだが、戦前までの鐘紡は当時の日本経済を牽引していた繊維産業のなかでも中心的な存在であり、まさに日本を代表する企業だった。だが、戦後には経済の中心が次第に繊維からシフトしていき、鐘紡もかつての栄光を失っていった。

そのため、私が入社した頃の鐘紡は、繊維だけに頼る経営から多角化経営へと転換しつつあった。それは「ペンタゴン経営」と呼ばれ、繊維のほかに化粧品や食品などの新規事業を積極的に展開していったのである。現在、鐘紡と言えば、繊維の企業というよりも、むしろ化粧品や食品の「カネボウ」としてのほうが、より身近に知られているかもしれない。

だが、それでも鐘紡という企業の根幹はやはり繊維にあるというのが社内での認識であり、繊維で一人前になればどんな業種でも通用すると言われたものだ。

そして、私の鐘紡での経歴の前半は、その繊維の分野を一筋に歩いていったのである。

私は見習い期間を終えると、1967年、繊維部門の綿総部プリント課に配属された。プリント輸出の販売員としての仕事に従事し、最初は受け渡し業務、続いてハワイ市場の販売助手、オーストラリア市場の販売担当と、この課での仕事を順調にこなしていった。

そして、1973年、繊維部門の欧州戦略の一環として、オランダに現地の繊維会社と合弁で会社を設立することになると、その日本側の代表者として赴任することになった。その少し前の1973年にはドルの切り下げがあり、当時の海外事業では、国内生産海外輸出という型が行き詰まっていた。そのため、それまでの輸出主導型から転換し、国際分業が進められていく時期だった。

当時、私は33歳、すでに結婚し一男一女をもうけていたが、最初は妻子を日本に残し、オランダの地に単身で赴いたのである。

この合弁会社では、商品のデザインはフランスやイタリアのスタジオから購入し、鐘紡がその色や柄を決定し、オランダの工場で生産、欧州全域へと販売するというもので、これは国際分業と市場確保を目的としたプロジェクトだった。

これにより欧州での業績拡大を見込んでいたのだが、合弁会社設立の翌年に第四次中東戦争が勃発すると、それ以降急速に市況は後退し、そのまま低迷して、目論みは崩れてしまった。

もっとも、ヨーロッパの新会社は最小限の赤字にとどまっていたのだが、日本国内ではもっと大きな打撃を受けていた。いわゆる石油危機である。これにより、鐘紡本体が赤字に転落し、無配に陥ってしまったのである。この危機的な事態を打開するため天然繊維部門の規模縮小が決まり、合弁会社の活動も停止されることになった。

1976年、私は帰国して綿総部プリント輸出課に復帰し課長代行、翌年には、課長となる。これから5

年、石油危機の後遺症で後退したプリント輸出を立て直すべく、懸命に働いた。

その努力が実ったのか、運が味方してくれた。原油高騰で潤った中東諸国が最大の顧客に成長し、ロシアも国内で生産できない高級綿プリントを日本から購入するようになった。

これに加え、工場の合理化などもあり、プリント輸出課は黒字となり、大幅な利益を上げるようになる。この頃がサラリーマンとしての私には、最も充実した時期だった。

以上が、瞑想と出会う前までの、私の大まかな経歴である。

このように、私はサラリーマンとして多くのことを吸収し必死に働いた。そして、気づいてみると、「会社人間」として組織の中に埋没していたのである。

滅私奉公のサラリーマン人生

私は鐘紡に30年近く勤めることになったのだが、そのサラリーマン人生は総じて幸せなものだったと思っている。

先輩たちから仕事のイロハを教わり、いつしか部下を持つ身になり、経営トップとも身近に接するような立場にまで昇ることができた。この間に、私はビジネスの何たるかを教わり、仕事に関する実践的な能力を身に付けさせてもらったのである。

その意味では、いまでも心から感謝している。

だが、その一方で、組織人として自分を殺して生きていたことも事実だった。一つの会社に自分の人生を捧げ、就職というよりは「就社」とも言うべき気持ちで働き続ける。そして「会社は永遠」と思い、その会社を守るためには、自らの命を絶つこともいとわない。

これが日本のサラリーマンであり、瞑想と出会う前の私の姿でもあった。

鐘紡という組織で生きるうち、私はいつしかこのような典型的な「滅私奉公」の会社人間となっていったのである。そして、これは私と同時代を生きた多くのサラリーマンの方々にとっても、同じだったのではな

いか。

終戦後からつい最近まで、日本人にとって最も大きな目標は生活の向上だった。だから、会社が社員の人生の面倒を全て見てくれるという終身雇用と年功序列という制度は、そうした時代の日本人にとって、最高のシステムだった。

大企業では毎年新入社員が大量に採用され、彼らは徹底的な教育を施されて企業好みの色へと染め上げられていく。そして、課長あたりまでは同期の社員が同じように出世していき、そこから先は選別される。こうなると、会社員にとって人生最大にして唯一の目標であり生きがいは、「会社での出世」ということになってしまう。

終身雇用と年功序列という体制のなかで、たとえ抜群の成績を上げたとしても、給料に大して違いがあるわけではない。また、それが不満のタネになるわけでもない。それよりも、将来はピラミッド型の階層組織の少しでも上のほうまで昇りたい。でき得るならば、その頂点を極めたい。そのように願いながら生きる。

こうして、組織への忠誠心を高め、励むようになる。

これが私たちの時代の会社であり、サラリーマンの姿だった。はっきり言ってしまえば、鐘紡もまたこのような会社であり、私もまたそうしたサラリーマンだったのである。

アメリカ留学時代、私はこれとは違うビジネス社会を確かに知っていた。だが、鐘紡入社を決意して以来、この会社を唯一の教師として生きるうち、自分が本来どのような望みを持っていたのか、それさえも忘れ去っていったのである。

そして、自分の所属する会社が仕事の能力を磨く上では良き教師ではあるが、それと同時に、個人の幸せという面では、私という人間から本来の姿を忘れさせてしまう反面教師でもあると、気づくことができなくなってしまったのである。

日本社会「会社人間」の寂しさ

日本にいるときはどっぷりと会社のなかに首まで浸

かっていた私だったが、それでも、そうした自分を客観的に見るときがないでもなかった。

幸い、輸出販売という私の仕事の性質上、海外へ出かけることが多かった。そのため、日本の外でのビジネスや、それに携わる人々の考え方に触れる機会に恵まれた。そんなとき、ふと、自分を含めた日本のサラリーマンたちの生き方に、一抹の寂しさを感じることもあったのである。

私は、実に数多くの国や民族に属する商人たちを顧客としていた。

アメリカ、オーストラリア、ヨーロッパ諸国、東アジア、中近東、ロシア、イスラエル、南アフリカなど、南米とアフリカのほとんどの地域を除けば、ほぼ全地球を対象にして商売をした。また、アラブ商人、ユダヤ商人、インド商人、華僑《かきょう》、ロシア商人など、まるで違う商文化の人々と出会った。

彼らの文化は、日本のそれとは大きく異なっていた。商習慣はもちろん、言葉、風習、マナーなど、日本文化との違いはあらゆる点に及び、それに気づくごとに私は新鮮な驚きを感じたものである。

いずれの文化もそれぞれに異なってはいたが、そうした異文化の商人たちと出会うと、なぜか決まって感じてしまうことがあった。それは、ある種のゆとりが彼らの人生にはあることである。

出張先ではよく食事に招待されるが、日本国内ならば食事の席でも話題がビジネスから離れないものだ。ところが、海外では違う。なかにはビジネス・ディナーもないではないが、たいていの場合、食事の席で仕事の話ばかりするような無粋《ぶすい》なことはしない。食卓での話題は豊富で、仕事とはまるで違う世界の話が飛び交う。

例えば、オーストラリアに住むあるユダヤ人などは芸術に造詣が深く、芸術活動に力を入れていた。また、オランダのあるエンジニアの場合は、日常は工場で汗まみれになって働いているが、週末にはあるコミュニティのリーダーとして活動し、また、蘭の栽培家としても有名だった。

こうした人たちと接していると、会社人間として生き、勤めが終わると赤ちょうちんでの「飲みニュケーション」に明け暮れるしかない自分の姿が、何だか寂しく思えてくる。

オランダに赴任したときなどは、そうした気持ちが影響したのか、私の生活にも多少の変化が現れたものだ。単身赴任から10ヶ月後、妻子をオランダに呼び寄せたのだが、このとき妻は驚いたらしい。それまでは仕事一筋で、帰宅してからもろくに会話らしい会話も交わさなかった私が、オランダでは毎晩、夫婦らしく家庭のことなどを話し合うようになったからだ。

「仕事だけでなく、やっと家庭に関心をはらってくれた」

妻はそう思い、嬉しかったそうだ。逆に言えば、たったそれだけのことで妻が喜ぶほどに、私は仕事以外には無関心だったということになる。

だが、こうした変化は一時的なものだった。

海外から日本へ帰れば、また元の会社人間へと逆戻りしてしまう。「海外は海外。ここは日本だ」と思い、ひたすら仕事に励む。自分という「私」を滅してしまう寂しさも、仕事の充実感が埋め合わせてくれる。それでいいのだと、私は思っていた。かつての私は、このような典型的な会社人間だったのである。

それを根本から変えたのが、瞑想だった。

第七章　瞑想との出会いで激変した仕事と人生

瞑想と出会い、会社人間だった私の全てが変わっていった。この章では、仕事についても人生についても全てが好転し、意外なチャンスが訪れ、仕事への意欲が向上し、キャリアアップへの志向が芽生えるなど、瞑想と出会ったことで起こった数々の変化についてお話しする。

商談を通して出会い、迷いなく講習を

私が瞑想と出会ったのは、部長職を拝命する直前の頃だった。当時の私は42歳、綿事業本部のプリント課の課長として順調な業績を上げ、これに加え、低迷気味だった絹事業本部の輸出課の課長を兼務してその立て直しを図ろうとしていた。

その頃の私にとって仕事は面白く、会社人間として将来に何の不安も抱かず、滅私奉公に明け暮れていた。

そんなある日、シダー・コーポレーションという会社から絹のプリントと染製品を買い付けたいという申し出があった。商談のためにやって来たのは10人ほどのグループで、そのうち七、八人は女性であり、外国の女性も混じっていた。

グループの雰囲気は調和的で、何となく人を包み込むような感じだった。女性の集団によくあるような、良く言えばにぎやか、悪く言えば騒がしいといったことはなく、とても静かでありながら、どこか華やいだ空気が感じられた。

彼らは絹でドレスを縫製し、それをグループの仲間

に販売したいのだと言う。絹は人間の肌にとって最も馴染《なじ》む自然素材である。だから、その絹でドレスをつくりたいということだった。話を進めるうち、彼らが瞑想の実践者だと知ると、私はそちらのほうに興味を惹《ひ》かれていった。

　私には昔から、瞑想や潜在意識の問題について関心があった。それで、商談そっちのけで、人間の内なる意識のことなどについて大いに語り合ったのである。

　結局、商談は成立しなかったが、後味は不思議と和《なご》やかだった。

　それから1週間後、訪ねて来たのが小山克明氏だった。彼は当時ＴＭ《ティーエム》教師の日本代表で（現在の日本代表は鈴木志津夫氏）、鐘紡にＴＭを導入することを勧めるのが目的で、ドイツ人の教師とともに訪れたのである。2人ともスラリとした長身で、端正な容姿の人たちだった。

　小山氏は淡々と物静かな口調で、ＴＭについて説明をしてくれた。例えば、ちょうどこの頃、住友重機がＴＭを導入しており、生産性の向上や欠勤率の低下などの成果を上げていると小山氏が教えてくれたものだ。

　私はランチをともにしながら、更に詳しく説明を聞かせてもらった。彼らの説明は科学的なもので、違和感は全くない。むしろ、新鮮に感じたことを覚えている。ただ一点だけ、私にはどうしても信じられないことがあり、「そんなことはできるはずがない」と断言すると、小山氏は静かにこう言ったのである。

「では、実際に体験してみてはいかがですか」

　この小山氏の言葉が、瞑想との出会いを生んだ。私はＴＭを体験してみると約束し、早速、大阪は梅田にある講習センターに予約を入れたのである。

　小山氏はこれ以降も、私の人生の節目で、最高のタイミングで登場してくる。それは、偶然と言えば言えるが、私には何か運命的なものを感じずにはいられない。

初期から穏やかな心地よさを体験

　予約した当日、私は講習会場へ向かった。梅田の地下街を10分ほど歩くと、案内のあったビルに辿りつく。

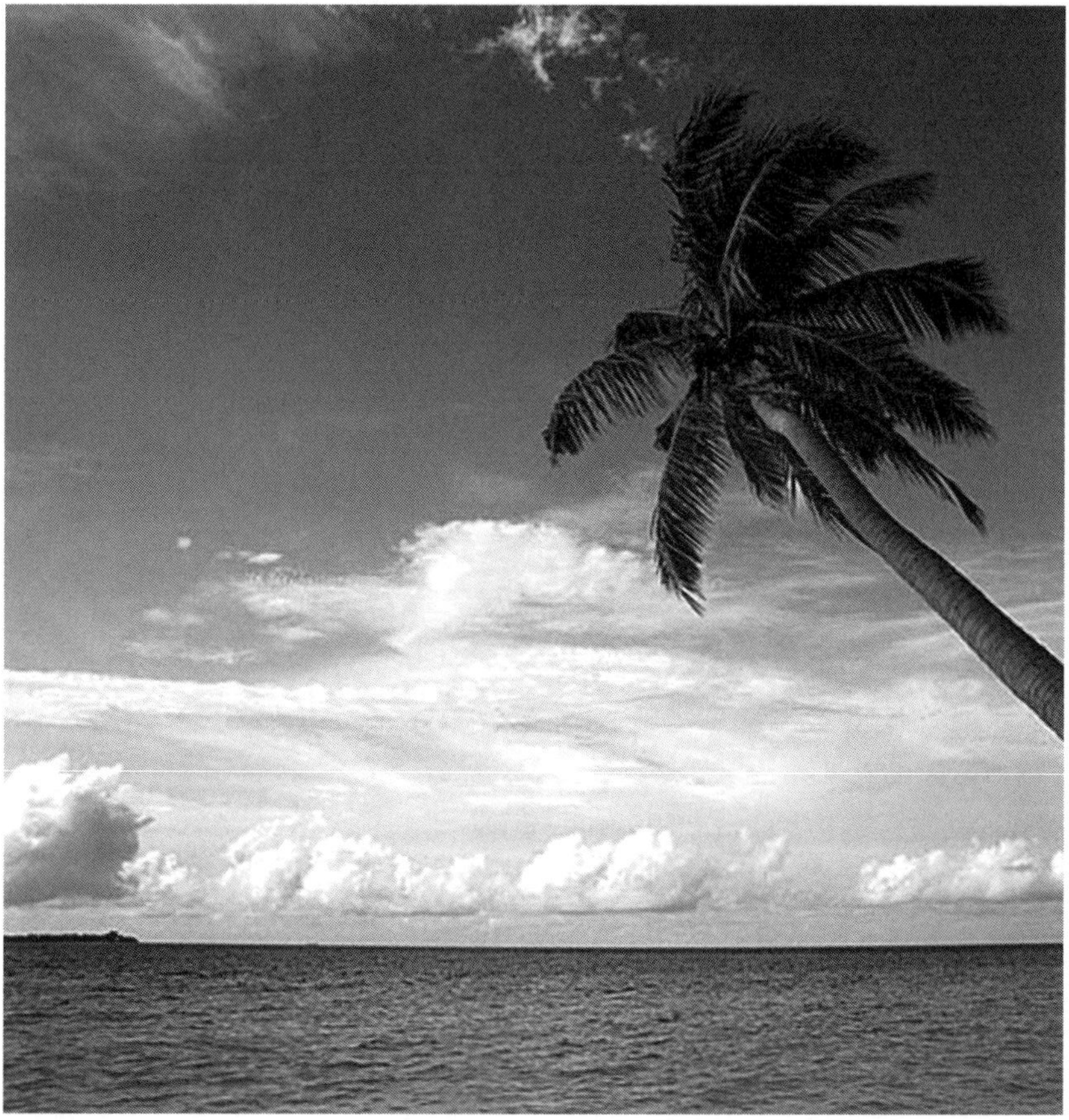

それは少々古くてあまり感心しない外観のビルだったが、そのなかにあるセンターは清潔で調和的な雰囲気を醸《かも》し出しており、とても居心地の良い空間だった。そこで私を迎えてくれたのは、中肉中背の男性で、以降、彼が私の指導教師ということになる。

講習の第一日目は、まず、瞑想に関する一般知識の説明だった。それがどのような役に立つのか、いったいどのような技術なのかといったことを、ＴＭの教師が解説してくれる。その後で、実際に瞑想を習得するかどうかの意志確認が行われ、その後に個人面接がある。これで初日は終了である。

第二日目は、いよいよ瞑想の習得となる。まず、ＴＭの教師が私に最も適したキーワードを与えてくれる。このキーワードは一人ひとり違っており、最適なものを選ぶことができるのは、資格を持った教師だけである。キーワードが与えられると、今度はそれを心のなかで正しく使う方法を教わる。

最初は心のなかでキーワードを使っていても、意識の表層だけが動いている感じでぎこちなかった。いろいろな雑念が出てくる。キーワードに戻る。その繰り返しだった。

だがそのうち、眠っているような眠っていないような、あるいは意識があるようなないような、そんな常ならぬ感覚に囚《とら》われていく。自分の体と意識がどんどん拡大して、無限に外へ外へと大きくなっていく感じになっていくのである。

これが私にとって、初めての瞑想体験だった。

なお、この瞑想体験は人によって異なるようである。外資系企業の日本フィスバ株式会社元ＣＥＯの藤田克己氏は、「トレーニング初日、私固有のマントラを心中で唱えていくうちに、いままでに経験したことのない穏やかな心境というか、深い眠りに陥っているような真暗な宇宙に無重力の状態で肉体が放り出され、眩《まぶ》しい光に包まれているのです」と記している。

藤田氏のように最初から素晴らしい体験をする人もいるが、あまりにもストレスフルな毎日のため瞑想をすること自体が当初は苦痛に感ずる人もいる。松下純也氏（コンサル・研修会社ＨＲＢＣ社元社長）がその人である。

「5年ほど前に瞑想を始めましたが、当初は2分間も目をつぶっていることができませんでした。あれこれと気になる事柄（ほとんどが仕事）が浮かび、雑念に溢れかえりました。その様な状態が1年続き、身体が疲れ切った時に瞑想をした時、『どうでもいいや』とあきらめて溢れてくる雑念をそのまま受け流す時間が過ぎると、ふっと澄み切った静寂した瞬間を感じることができました。これはその瞬間を同時に瞬間として感じたというよりも、後から振り返ると意識はあったのに、そういう時間はあったなあという程度の感覚で何とも説明が難しい瞬間でした。しかし心はとても軽やかになりその後ぐっすりと眠りにつくことができました」

2日目はこれで終わりである。

講習はこれ以降も3日間続くが、その目的は正しく実践できているかのチェックと、初めて瞑想を体験した後の変化に対応することである。私の場合はスムーズに、穏やかな心地よさを感じることができたが、人によって体験は様々に異なるらしい。

たったこれだけで、瞑想のやり方の習得は終了である。

この後、フォローアップの一環として2泊3日のレジデンス（合宿）もあるが、別に難しいことをするわけではなく、要は1日を瞑想三昧《ざんまい》で過ごそうというものだ。これに参加するもしないも自由である。

私は同じ年の夏に参加したが、このときのレジデンスは、ある企業の瀟洒《しょうしゃ》なトレーニング・センターを借りて行われた。合宿帰りの道端で野に咲く花の美しさが心に染みて、時が止まったような静寂のなかで自分とその草花が一体化したような、不思議な感覚を体験したのを覚えている。

こうして私は瞑想の実践者となった。

精神的な変化に呼応するように現れたヘッドハンター

瞑想の効果はすぐに現れてきた。まず、瞑想を日課とするうち、ストレスと老廃物で疲れきっていた体が隅々まで活性化し、若返っていくのを実感していったのである。

　瞑想の効果は様々な面に現れてくるのだが、その一つに運がついてくるということがある。

　瞑想は心を自然の状態に戻していく。そのため、自然の理が、その人の手助けをしてくれるようになる。瞑想を教わったときにこんな説明を聞いてはいたのだが、それが自分の身にも実際に起こった。

　瞑想を始めてから、会社の仕事の面でも人生についても急速に物事が好転し、良い方向へと流れていくようになったのである。

　まず、染《そめ》・晒《さらし》部長代行へと昇進した。

　これにより、それまでの海外事業のみならず、国内の市場も私の守備範囲に入った。私は瞑想の効果により、ストレスが解消されて心身ともに疲労がなくなり、活力がみなぎっていた。そして、仕事への意欲が増していたのだが、まるでそれに応えるかのような人事だった。


　そして、1年後には早くも「代行」が取れて、部長となる。これは、あまりにも順調な昇格である。

　ただし、こうした昇進も社内の事情や私の経歴から考えると、予想の範囲にあると見ることもできる。だから、もし私に起こった変化がこれだけならば、瞑想を始めた直後にその辞令を受け取ったのは、運の問題ではなく、単なる偶然だと考えることもできた。

　ところが、私の身の回りに起こった変化にはこのようなサラリーマンとして通常のものだけではなく、ちょっと珍しいような出来事も含まれていた。

　そのような出来事の最初の例が、ヘッドハンターの出現だった。

　部長代行を拝命したてのある日、E社のK氏という人物から電話がかかってきた。電話で彼が言うには、E社はエグゼクティブ・サーチという私にとって耳慣れない業種の企業だとのことだった。また、彼は私の大学時代の先輩から、私のことを知ったらしい。

　私は話を聞くうち、エグゼクティブ・サーチとは、どうやらヘッドハンターのことだと気づいた。

当時の私は仕事も順調だし、何よりも意欲に燃えており、仕事が面白くて仕方がなかった。だから、ほかの会社へ転職するなどという気持ちは全くない。ただ、ヘッドハンターという存在に関しては興味がある。

私がK氏にこんな返事をすると、彼は次の週に一度会えないかと言う。彼の口調が端正で、耳に心地よく、何となく信用できる人物だと感じたこともあり、私は会うだけは会ってみることにしたのである。

約束どおり大阪のヒルトン・ホテルのロビーに向かうと、K氏が打ち合わせどおりの服装で待っていた。お互いに簡単に挨拶を交わすと、ヒルトンの2階にあるコーヒーショップに入り、話が始まった。E氏の話の本題は概《おおむ》ね次のようなものだった。

E氏が勤めるE社はヨーロッパで最大手のエグゼクティブ・サーチであること。そして、今回K氏が探しているのは、アメリカの大手食品企業で日本支社のトップとなる人物であること。その候補の一人として、私のことを考えていること。

こうした話に私の自尊心が何となくくすぐられる思いもしたが、それよりも私にとって興味深かったのは、E氏の語ってくれたエグゼクティブ・サーチという存在と、それが高い社会的な地位を占めているという欧米でのビジネス・パーソンのあり方だった。

彼はこう語った。

「転職がタブーというのは日本の雇用慣行に起因するものですが、欧米ではプロの経営者が転職しながらキャリアアップしていくのは普通のことです。日本も急激に国際化しつつあり、欧米から多数の多国籍企業が進出してきます。それとともに、プロの経営者についての需要が高まり、エグゼクティブ・サーチも重要になっていきます」

そして、E氏自身もアメリカの大学院を卒業後、二、三の会社を経てキャリアアップし、E社に入ったのだという。

結局、このときは、私には転職の意志がないことを再度お伝えし、転職の話はそれで終わり、K氏とはお互いにこやかに笑って別れた。

だが、この出来事から、私は自分の人生を新たな視点から見直すようになる。

言い換えれば、ヘッドハンターと出会ったことは、それまで疑いもしなかった会社人間としての人生を脱する、大きな転機となったのである。

会社人間だった自分への疑問

ヘッドハンターと出会ったことで転職しようとは思わなかったが、私の心にはある変化が起こっていた。

それは、

「私の人生はこのままでいいのか？」

という疑問だった。

それまでのサラリーマンとしての道のりは順調だったし、その頃などは特に好調だった。それまで歩いてきた輸出業務は実績を伸ばし、今度は国内の市場も守備範囲に入り、これも順調に成果を上げていた。

年齢も40代に入り、役職も上がった。周囲の人々も私に気を遣い、敬語を使い始める。会社生活は非常に快適だった。


それなのに、何か物足りない。私の心のなかに、出会ったばかりのK氏の言葉がいつまでも消えずに残っていた。

「欧米のビジネス・パーソンは、常にキャリアアップを目指している」

そして、私の目の前で外資系企業の経営者としての転職を勧めたK氏自身も、キャリアアップを積み重ねている。

「それに比べて、この私はどうだろう」

と思ってしまう。どうしても、自分はぬるま湯につかっているような気がしてならないのである。

そして、自分自身に、こう問いかけてみた。

「私は本当に、自分を高めようとしているだろうか？　いまの私は、自分の可能性を最大限に引き出そうとしているか？」

答えは「ノー」だった。

K氏という私の周囲の人々とはまるで異質の人間を知ったことで、滅私奉公を旨とし、「会社人間」として生きてきた私のなかで、それまで押し殺してきた「自分」が、ついに目覚めたのである。

思えばこの変化は、ヘッドハンターと会おうと決めた時点で、すでに起こっていたのかもしれない。

人材が流動化しつつある現在の日本とは違い、私がＫ氏と初めて出会った１９９０年代初頭の日本では、転職するサラリーマンはまだまだ少なかった。ましてや、他社の引き抜きなどという事態は、人前で口にすることも憚《はばか》られる、ほとんど「ハレンチ」とさえ見なされるようなことだった。だから、ヘッドハンターと会うと社内の人間に知られてしまえば、私の会社への忠誠心を疑われかねなかったのである。

会社を第一と考えるサラリーマンなら、これはとても危険なことだった。それにもかかわらず、たとえ興味本位だったとはいえ、私はＫ氏に会いたいと思ったのである。これは、以前の会社人間だった私からは考えられない行為であり、私がかつてのままなら、Ｋ氏と接触を持とうなどとは考えなかったはずだ。

明らかに、このときの私は変わり始めていたのである。

会社のなかで自分を「殺す」のではなく、「活かしたい。

瞑想を実践するようになって、自分本来の心を取り戻すようになった私は、このように思い始めたのである。

自分のためにビジネススクールへ！

私は、典型的な会社人間だったそれまでの生き方に疑問を抱き、自分自身を活かす生き方をしたいと思うようになった。だが、具体的にどのような行動をすればいいのか、それがなかなか見えてこなかった。どこかに物足りない思いを抱えつつ、仕事に明け暮れて、慌《あわ》ただしく日々が過ぎていった。

そんなある日、またしても幸運が訪れ、私の進むべき道を教えてくれたのである。

それは、久しぶりのニューヨーク出張でのことだった。現地で暮らす知人と夕食をともにしたのだが、その人は共通の友人の消息について、こんなことを教えてくれた。

「彼は最近、ハーバード大学のビジネススクールを修了したんだよ。そのコースはAMPと言って、企業である程度のキャリアを積んだ人が、もう一段階上を目指すものらしい」

これを聞いた瞬間、私は心のなかで、

「これだ！」

と叫んでいた。自分自身のなかで、ピンと来るものがあったのである。

私は忘れていた昔の夢を思い出していた。スタンフォード大学を卒業した頃、ビジネススクールへ進む夢を描いていたことを。そのなかでもハーバードのビジネススクールは憧《あこが》れだったことを。そして、ビジネスの世界で思い切り自分の可能性を試したいと思っていたことを――。

翌朝、早速その友人と会い、詳しい話を聞いた。

AMPは期間が3ヶ月で、ほとんど缶詰状態となり、集中的な教育を行っている。参加者は、主に世界中の企業から来た幹部クラスであり、そのなかには経営トップも含まれる。教育内容もさることながら、とともに3ヶ月を過ごす人たちとの交流がとても大きなプラスとなる……。

彼の話を聞いているうち、私はすでにハーバードAMPで学ぼうと決心していた。

そして、このときの私は、瞑想についてTMの教師から教わった言葉を思い出していたのである。

「本来の自分を取り戻して自然な心へと帰れば、自然の理が手を貸してくれる」

私に起こった出来事は、まさに、このとおりだった。自分自身を活かす道を探していたとき、目の前にそれを教えてくれる人が現れたのである。

私は瞑想を実践していて良かったと、つくづく感じたものである。

50歳にして叶えることのできた〝夢〟

こうして私は自分が進むべき道を見つけたのだが、そんな私の決意の強さとは裏腹に、この留学は簡単には実現しなかった。鐘紡にはＡＭＰ留学の前例がなく、なかなか会社の理解を得られなかったからである。

ＡＭＰに応募するには、「会社で選考され、会社から派遣されること」という条件があった。ところが、会社では、なかなかＡＭＰの意義を理解してくれず、私の派遣を認めてくれない。これが私の留学にとって、最大の障害となった。

社内の大半の人は、私が留学の希望を述べ理解を得ようとすると、

「やがて50に手が届こうという歳になって、いまさらビジネススクールでもないだろう」

と、にべもない。なかには、私の考えが子どもっぽいと言わんばかりの人もあった。

また、私が上司や先輩に留学を打診すると、私のことを心配してこんな忠告をしてくれる人も多かった。

「君のキャリアを考えると、この重要な時期に、たとえ数ヶ月でも会社を空けるのはマイナスだよ。考え直したほうがいい」

あるいは、半ば冗談めかして、こんなことを言う人もいた。

「帰ってきても、君の場所はないよ」

その頃の一般的な日本企業でも、ビジネス・パーソンとしての能力をステップアップさせるため、まだ若い社員をＭＢＡで学ばせるという制度はあった。だが、そろそろ経営の中核を担おうかという時期になって、経営者としてのスキルアップのために大学へ行って学ぶという考え方は、鐘紡も含めて、当時の日本企業ではまだ一般的になっていなかった。

だから、会社の常識では、この留学の意義は理解し難かったのである。

ところが、外国の友人たちの意見はこれと対照的だった。日本でビジネスを展開し、日本企業の常識に通じている人も含め、皆が私の考えに賛成してくれる。ある人などは、こう言って私を励ましてくれたものだ。

「人生は長い。40代なんてまだまだ若いよ。何歳になっても人生に挑戦すべきだ」

なかには、「会社が理解してくれないのなら、辞め

ればいい」とまで言う人もいた。

日本人も外国人も、皆、私のことを心配してくれている。それなのに、結論が正反対になってしまうのは、結局のところ、日本とその他の国とのビジネスについての考え方に違いがあることから来ていた。

日本ではまず会社という集団を重視し、集団の和が保たれてこそ、個人の幸せがあると考える。だが、外国、ことに欧米の場合、個人の幸せのためにこそ集団があると考える。そして、個人が力を伸ばせば、集団にとっても有利なはずだと考えるのである。

私は、自分が幸せになれば、組織がどうなろうとかまわないとは思えなかった。そして、できれば、自分を活かし、組織も活かしたいと考えていたのである。

言ってみれば、「滅私奉公」ではなく、「活私奉公」という考え方である。

だから、理解してくれなければ、会社を辞めればいいという意見には賛成できなかった。そこで、私は会社が理解してくれるまで、自分の主張を続けることにしたのである。

結局、私が会社の理解を得るのに5年の月日がかかった。

それから早速、私は願書を手にハーバードを訪れ、AMPへ参加したいと直接アピールした。私の熱意が伝わったこともあり、ハーバードAMPへの留学が正式に決まったのである。

このとき、私はもう50歳になっていた。

私に自分の決意についての確信がなかったり、あるいは自分を活かそうという意欲が少しでも減退してしまっていたりしたら、5年もの間、会社のなかで自分の主張を貫けなかったことだろう。

これも、瞑想により自分本来の心を見失わなかったことと、常に意欲がみなぎっていたからこそできたことだ。ここでも、私は瞑想の効果の恩恵を受けているのである。

さて、この留学は3ヶ月という短期のものではあったが、素晴らしい体験となった。それには、三つの面があったように思う。

一つ目は、ビジネスに関する膨大な量の知識やノウ

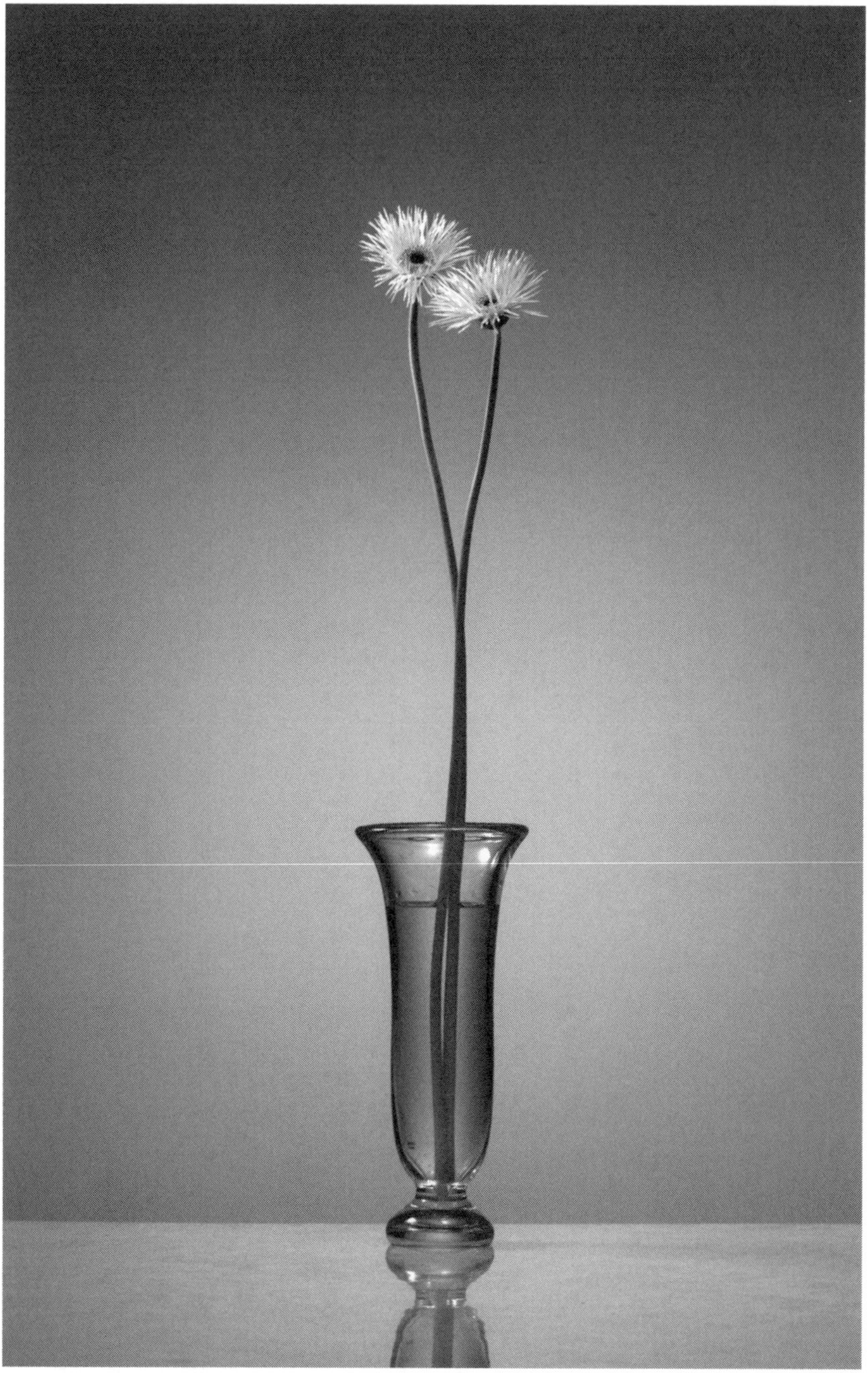

ハウを習得できたことだった。それらは実際に企業で起こった事例をもとにしたものが多く、学問的というよりは実践的なものばかりで、今後のビジネスにあらゆる面で役立つと確信できるものだった。

二つ目は、自分の通ってきた過去と現在について、客観的に見つめる機会となったことだ。自分の能力を再確認し、何が欠けているのかを明確に自覚し、補充することができた。

そして、三つ目がこの期間で多くの友人を得たことである。これが最も大きな収穫だったかもしれない。

ハーバードＡＭＰでは、１期につき１５０人余りが参加する。その参加者たちは、世界中の企業から派遣されてきた、ビジネスの第一線にある人たちばかりである。そうした参加者と交流し友人となったことは、それまでより一回り大きな視点からビジネスを見る目を育ててくれたし、今後も続く親交は公私ともども大きな財産となる。

こうして、ビジネス・パーソンとしての成長を自覚した私は、会社でその成果を活かせると確信し、意欲に燃えて日本へと戻ったのである。

経営への意欲と組織とのはざまで

帰国した私は、会長室に配属された。それまでの営業畑から一転し、スタッフ部門に部署が変わったのである。

ここでの仕事は長期的な視点に立って、鐘紡を１００年の風雪にも耐えるような会社とするための方策を練ることだった。経営に参画できるスタッフ部門への配属は、私にとって望むところだった。

だが、鐘紡という会社を大局的に見るようになると、長年蓄積された歪みが表面化しつつあり、危機的な状況にあることが、次第に分かってきた。それなりに華やかだった過去の業績も、単に資産を売り食いしていたにすぎなかったのではないかと思えてきたのである。

かつて「会社人間」だった私には、鐘紡という企業がこの上もなく素晴らしい組織だと見えた。だが、自分の望みどおり鐘紡をいったん離れ、ビジネス・パーソンとしての自分を成長させ始めた私は、鐘紡を以前よりも客観的に見始めたのである。

　自分を活かし、組織も活かす。これを信条としていた私は、危機的な会社の現状を知れば知るほど深刻に悩んだ。

　そして、１９９２年に私に企画部長の辞令が出た。このとき、私は「いよいよ、留学での体験を会社のために活かせる」と喜んだものである。

　だが、待ち構えていたのは、日本企業の一筋縄ではいかない現実ばかりだった。取締役会や経営会議は形骸化し、意欲的な試みを提案するより、周囲の流れに乗るほうが自分の生き残りには有利に働く。これは大企業病と呼ばれる、官僚化した企業に典型的な症状なのだが、鐘紡もまたそのような症状を呈していたのである。

　私がスタッフ部門の一員となることは、経営に参画し、いずれはトップとなる可能性さえあるということではあった。だが、その実態は、どろどろとした社内政治に振り回され、真に会社のためになることがほとんど実行できない世界だったのである。

　このような現実を思い知った私は、こう考えるようになった。

　会社という体制のなかでは、「企業も生き、自分も生きる」という「活私奉公」を実現できるのは、社長だけなのではないか。長いサラリーマン人生は、突き詰めれば、「活私奉公」を実現できる社長という地位に到るまでの道程にすぎないのかもしれない。

　更に、私はこう自問していた。

「このままいけば、もし、社長になれたとしても、それは早くても10年はかかる。あと10年も待てるだろうか」

　その答えは、ある出来事が起こったときに、自然と出た。

　それは私とコンビを組んでいた企画本部長が突然、更迭されたことである。この人は、社内政治よりも純粋に会社のためになることを優先して考えていた。社内の誰よりも会社の実態を正確に把握し、それに基づいて着実な方針を立てていたのである。

そんな人がほとんど理由もなく更迭されるのを見て、かつてあれほどの忠誠心を持っていた鐘紡の企業風土に、根本的な疑問を持つようになった。

そして、私の心には自然と一つの決断が浮かんできたのである。

それは、

「いつか、しかるべきときが来たら、鐘紡を去ろう。そして、小規模な企業でもいいから、社長になり、自分の考えでビジネスを実践しよう」

ということだった。

瞑想を実践するようになってから、次第に、私は自分本来の心を取り戻し、自分が本当に望むものへと近づいていった。それは自然な道のりだったと思う。そして、ついに辿り着いた望みが、これだった。私は完全に「会社人間」から脱し、自分が本当に望むものが何か、明確に描くことができるようになっていたのである。

自分の本当の望みを自覚した私は、それまでのどろどろとした社内政治の重苦しさを忘れ、気持ちが嘘のように軽くなった。そして、生まれ変わったような新鮮な気持ちで、自分が行くべき道を探り始めたのである。

この悪夢のようなスタッフ時代を生き抜けたのも、瞑想のお陰だったと思えてならない。私はこの頃、危機的な社内の状況に翻弄されていた。それは通常ならば、心身に非常なストレスを与えるものだったはずだが、私の場合は瞑想を実践していたお陰で、ストレスを溜め込んで体を壊すようなことにはならずにすんだ。

また、「鐘紡を辞める」という重大な決意を行えたのにも、瞑想のお陰があった。実は、企画部長になる５ケ月前、私はＴＭの上級コースであるシディ・プログラムを受けていた。

瞑想をしていると自然に道が見えてくる。シディ・コースを受けたことにより、私は混迷する状況のなかでも、自分が進むべき道が自然と見えてきたのである。

鐘紡辞職と転職の決意

鐘紡を去る決意をした私は、新たな道を探し、飛び込みで、エグゼクティブ・サーチの会社を何社も訪問した。

私の望みは、社長として自分の経営哲学を実践することだった。だが、いきなり私のことを社長として迎えてくれるなどという、そんなムシのいい話があるとは思えない。

自分の次なるステップとしては、エグゼクティブ・サーチという仕事がいいのではないかと、私はそのように考えたのである。このとき、私の脳裏にあったのは、かつて出会ったK氏のことと、彼の語ってくれた業界の話だった。そこで、その業界各社に、直接、自分を売り込みに行ったのである。

ところが、訪問してみると、話が私の思惑とは違う方向へと展開していった。どの会社でもそうだったが、先方では私のことを温かく迎えてくれ、しかるべき地位にある人が熱心に私の希望について耳を傾けてくれた。だが、その上で、私にとって意外な提案をしてきたのである。

例えば、ある会社ではこう言われた。

「藤井さんは、エグゼクティブ・サーチのコンサルタントとしても、適しているかもしれません。しかし、むしろ外資系企業のエグゼクティブに転身なさるのが、最善ではありませんか。もちろん、あえてコンサルタントをご希望ならば、当社でトライなさっても結構ですが」

つまり、コンサルタントになるよりも、社長になったらどうかと言うのである。

すでに訪問した他社でも同じことを勧められたのだが、彼らの様子や口調は真剣なもので、コンサルタントとしての採用を断るため、単なる方便としてそんなことを言っているとも思えなかった。

そこで、思い切ってこう尋ねてみた。

「社長の募集などということが、それほどあるものなのですか」

すると彼はこう答えた。

「経営者として良い人材がほしい企業は、いくらでもありますよ」

私はコンサルタントになるのをやめて、社長になるほうを選ぶことにした。

このときに訪問した三社から、私に適していると判断された企業をいくつも紹介された。先方の企業に伺って面談をするうち、熱心にお誘いを受けた会社もいくつかあった。先方の状況やこちらの条件などを慎重に勘案した末、私はイギリス系企業の日本における現地会社の社長として、転身することに決めた。

こうして、社長になりたいという私の望みの前に、あっけないくらい簡単に道が開けていったのである。

外資系企業の社長になると決めた私は、鐘紡を去るタイミングを待っていた。そして、1995年1月、正式に鐘紡から退社許可の通知が届いた。退社の意志はすでに前年から社長に伝えていたのだが、さんざん慰留され、この年まで決定が遅れたのである。

1965年に入社以来、29年と11ヶ月も勤めた会社から、ついに、離れることとなった。この間、素晴らしい友人、先輩、部下に恵まれ、数々の貴重な体験を積ませてもらい、その機会を与えてくれた鐘紡には心から感謝をしていた。

その気持ちはいまでも変わらない。

外資系企業の経営を担うということ

私が新たに社長となった外資系企業について簡単に紹介する。

この企業はECCI（Englishi China Clay International Ltd.）という多国籍企業で、本社はヨーロッパとアメリカにあり、日本の現地企業はアメリカ本社に属していた。

事業内容は、鉱物顔料の製造と販売である。鉱物顔料とはカオリン、白色石灰石等の鉱物を原料として生産されるもので、用途は高級印刷紙のコーティングやウェッジウッドなど陶器の原材料、その他、染料やポリマーなどにも広がっている。

私が日本社の社長となった頃のＥＣＣＩの業績は、連結で売上高が約１８００億円、税引前利益が約１８０億円だった。かなり優良な企業だと言える。だが、日本社だけで見ると、従業員が40人弱、売上高30億円弱であり、赤字を続けていた。

この日本社を赤字から黒字へと転換させることが、まず私に求められていたわけだ。

１９９５年の2月、私は新しい会社へと初出社した。外資系企業の従業員は日本企業の場合と違い、皆が画一化された金太郎飴ではなく、癖のある人間も多い。社内では全員、私の一挙手一投足に注目し、興味《きょうみ》津々《しんしん》で新しい社長を観察していたのである。

着任した私が最初にしなければならなかったのは、従業員の退職を決断することだった。

これは前任者から引き継いだ事案で、すぐに決断を下す必要があったのである。対象となっていた人物にこれという問題があるようには見えなかったが、周囲とそりが合わないというので、本人のためでもあると考えて退職させた。ただし、本人と面談の上、円満に退社ということになったのである。

このとき、つくづくと社長という仕事の難しさを実感した。会社のために最善の決定であっても、退職する当人のことを思うと決断は鈍る。社長の心労の一つは、こうしたところにあるということが分かった。

また、社長としての孤独感もあった。落下傘降下などとよく言われるが、私の場合などはまさにそうで、それまでとは全く異質な集団のなかに、突然一人で飛び込んでいったのだから、それは孤独以外の何ものでもなかった。

これに加えて、大企業と中小企業との違いも、私にとっては問題だった。転職前にコンサルタントがこんなアドバイスをくれたものだ。

「小企業や外資系企業に移ることは、自分で何もかもやる覚悟が必要です」

彼の言葉どおり、私はいわば小間使い兼社長で、何でもやった。鐘紡の頃には考えられないことだったが、コピーとりまで社長自らがやるという気持ちでないと務まらないし、実際、２、３枚のコピーなら自分でとった。そのほうが早いのである。

それに、外資系企業では仕事は担当者に任されているから、日本企業のような様々なチェックが入ることはなく、仕事のレベルが低いというケースもある。そのため、社長は隅々まで目を光らせていなければならないのである。

新しい職はこのように、きついプレッシャーと孤独感、そして目が回るほどの激務というなかでスタートした。だが、私はあくまでも自然体でこの仕事に臨むことができた。

それは、瞑想を実践していたお陰だったのである。

赤字企業を黒字へと押し上げた原動力は瞑想だった！

この企業を経営するようになってつくづく思い知ったのは、社長が経験する仕事のなかでも、従業員の解雇と赤字経営はやるものではないということだった。この二つは生命力を削っていく。赤字企業を任された私は、毎日、文字どおり「身を削られる思い」を味わった。

友人や家族は私を励ましてくれる。だが、夜な夜な、心細さが募ってくるのである。私はその頃、大阪に妻子を残し、東京のマンションで一人暮らしをしていたから、夜は一人で数々の精神的な重圧と戦わなければならない。

だが、私には瞑想があった。瞑想を行うことでこうした重圧もストレスも消えていき、深い休息をとることができたのである。

もし、私が瞑想をしていなかったらと思うとゾッとする。ストレスのひどさで夜に眠ることさえできず、間違いなく体を壊していたはずである。

ストレスがたまってくると、精神が弱ってくる。そうなると、別人のように弱々しくなってしまうものだ。昭和の巨人、あの中村天風《てんぷう》でさえそうだった。若い頃から天風は超人的な胆力で知られていたのだが、いったん、病《やまい》に倒れると精神が弱ってしまった。天風の場合も、病による心身の弱体化から回復できたのは、瞑想のお陰だったのである。

私は、瞑想することで自分と向き合った。社長になりたての頃は、それでも雑念が混じり、なかなか自然な心持ちには辿り着けない。だが、毎日続けるうちに、次第に穏やかな心境へと到達し、それとともに仕事についての状況も明るくなっていったのである。

その頃の私は毎朝5時に起きると白湯を飲み、それから瞑想をするのが日課だった。

キーワードに乗って、心の奥底の、最も精妙なレベルへと深く静かに下りていく。深い安らぎとエネルギーを感じる。そうして、瞑想を終える。

爽やかな朝の空気を感じながらシャワーを浴びる頃には、脳がフル回転し始める。山積する案件をどのようにするか、誰と会うべきかなど、その日に必要な事項が頭のスクリーンに次々と映し出されていく。

このようにして瞑想でストレスを除去しエネルギーをもらった私は、赤字企業を黒字化するための手を打っていった。自分の仕事が上手くいくことを信じて疑わなかった。

そして、現実に、会社は1年で黒字化したのである。

それにはいくつかの要因があったのだが、どの側面にも瞑想の効果が現れている。

私がまず行ったのは、社内に蔓延していた「負け犬」的な空気を一掃するため、「明るく、楽しく、さわやかに」というスローガンを掲げたことである。これにより従業員の前向きな気持ちを引き出そうとしたのだ。

だが、こんな言葉を掲げても、肝心のリーダーたる私がこれを実践できないのでは何もならない。瞑想によりストレスを解消していたお陰で、私は率先してこれを体現していった。そして、社内の雰囲気は次第に変わっていったのである。

次に、もっとコミュニケーションが取りやすい風通しのいい会社を目指した。

私の前任者はイギリス人だったが、日本での暮らしが長く、日本の習慣にはよく通じていた。そのため、外資系企業としては組織内に日本的な部分が多いように見受けられた。ただ、そのためかえって中途半端となり、私が着任した当初は、日本企業と欧米企業の悪い面ばかりを兼ね備えているように見えた。

つまり、日本の外資系企業にありがちなように、チームワークが欠けていたのである。

私はこれを強化していった。私自身も従業員たちと次第に打ち解けていき、入社当初のような孤独感を感じずにすむようになった。

これにも瞑想の効果があった。

瞑想をすると、どんなときにも穏やかな気持ちでいられるようになる。例えば、多忙な人にはいつもイライラとして、人を近づけない空気を放っている人もいるが、私の場合は多忙なときでも穏やかな気持ちでいられた。そのため、自然と周囲に人が集まるようになったのだと思う。

そして、もう一つ重要だったのは「運」だった。先代社長が打っていた布石が、私の時代になってから次々と結果を出し始めたのである。瞑想をすると自然の理が手助けをしてくれる。このことは何度も紹介したが、このときも自然の理が助けてくれた。

このように、私は数々の瞑想の効果に助けられて、1年という短期間で、赤字企業を黒字化するという仕事に成功したのである。

外資系企業の場合、経営者はすぐにも結果を求められるが、私は瞑想のお陰で外資系企業の経営者としての成功を勝ち取らせてもらったわけだ。

これ以降、私は自分の希望どおり、62歳までこの企業の経営者を務めた。

第八章　「強い自分」へのメルクマール・心身統一法

私は若い頃から自分の心の問題を解決する道を探しており、その最後に瞑想と出会った。この事では私がどのような道筋を辿り、瞑想と出会ったのかを紹介する。私の出会った数々の思想と瞑想との違いを織り交ぜながらお話しすることで、瞑想の優れた点を浮き彫りにしたいと思う。

カトリック系高校での教育

私の精神形成において、最も若い頃に大きな影響を与えたのは、六甲学院で学んだカトリックの思想だった。

私が進学した六甲学院は、中学と高校の一貫教育を行っており、進学校として知られていた。カトリックの精神で運営されてはいたが、生徒にカトリックの信仰を強要するようなことはなかった。生徒の大半もカトリック信者ではなく、宗教のことよりも教育レベルの高さから、六甲学院へと集まっていたのである。

それでもカトリックの教えに触れる機会は多い。例えば、課外授業としてカテキズム（公教要理）を教える集いがあった。これは自発的に生徒が集まるもので、週に1回ほどの集まりには約15名が参加していたのだが、私もその一人だった。

ここで私はクノールという名の神父からカトリックについて教わっていった。例えば、天地創造、三位《さんみ》一体《いったい》の思想などを教わったのだが、特にイエスの生涯に魅了された。イエスの奇跡と復活、その重厚で壮大なドラマに圧倒され、カトリックの思想にのめり込んでいった。私はこのときに「神」という概念に初めて触れ、「神」を意識するようになったのである。

ここで6年間カトリックの思想に触れたことは、後の人生にも大いに役に立ったと思っている。例えば、高校生の頃などは、進学校らしく大学受験に集中するのだが、そんな頃にも人生の意義について考え、「人生とは何か？」「死とは何か？」という疑問がわいてくる。カトリックについて一通りの知識と理解はあるつもりだったが、まだそれ以上の何かがあるような気がしてならない。

私には、人生や精神世界について考える哲学や思想に対して強い関心があり、これまでいくつもの哲学や思想に触れてきた。思えばこうした関心は、六甲学院時代にカトリック思想を学んだことから始まっていたのかもしれない。

さて、哲学的な疑問はともかく、高校生だった当時の私としては受験勉強に集中しなければならない。六甲学院は進学校だったし、ほとんどの生徒が大学進学を希望していた。高校2年の頃には受験勉強に一層の拍車がかかった。それとともに、生徒たちは将来について考えるようになる。

私の進路の一つには、神父になるという選択もあった。実際、二、三の神父から「あなたは神父になるという召命《しょうめい》を感じませんか」と尋ねられたこともあった。だが、カトリックの思想に共鳴はしていても、神父になるという使命感までは感じなかった。どうやら、神父になるには、私には現世的な欲望が強すぎたようである。

そんな私は、社会のこともよく分からず、自分の将来について「東大から官僚」という図式を漠然と描いた。

六甲学院での6年間でカトリックの思想を学んだ私は、その思想に魅了されつつも広い世の中へ出ることを望んだ。そして、まだ右も左も分からない世間へと飛び込んでいったのである。

東大受験失敗で味わった挫折

六甲学院を卒業した私は大学を受験した。私の志望校は東大だったが、残念ながら失敗した。

大いに落胆したが、このときの私はまだ、「これは天が与えてくれた試練に違いない。負けてたまるか」と思っていた。

それから上京し、下宿で一人暮らしをしながら予備校に通い始める。1年後の合格を期して、あらゆる欲望を押し殺して勉強した。この浪人時代の私は大いに我慢をし、ひたすらに神の存在を信じた。「自分の外にいる神が、きっと自分の努力を見てくれる。そして、きっと合格させてくれる」、そんなふうに思い込んでいたものである。

いまから思えば、随分と功利的な信心だが、当時の私にとって、これのみが心の支えだったのである。

入試が近づいた頃、予備校では私の合格が100％大丈夫だと言ってくれていた。だが、私は不安で仕方がなく、「受からなかったらどうしよう」という心配が絶えず襲いかかってくるのである。

試験当日は極めて神経質になっていて、少し微熱が出たほどだ。完全にあがっていて、自分の実力がまるで出せずに、試験が終わってしまったのである。

合格発表の日、掲示板を何度も何度も見直したが、そこに私の番号はなかった。

私は再び、東大受験に失敗したのである。

慶応大学には受かっていたので、私は慶応へ入学した。だが、私の足は慶応のキャンパスへと向かわなかった。東大に賭けていた反動が来て、どうしても勉強する気になれないのである。そして、いつも、「なぜ落ちたのか？」と考えずにはいられなかった。

このとき私の心のなかでは、自分のことを反省するよりも、失敗を誰かのせいにしようという気持ちが先に来た。いまならば、このときの受験失敗は、全て自分に責任があると理解できる。だが、この頃はまだ若く、自分を合格させなかった「神」を恨んでしまったのである。そして、「神」も「仏」もあるものかという気持ちになり、カトリックを信じられなくなった。

私は、反カトリック的なことを全てしてやろうと思った。その結果、自堕落な生活を送ってしまうのである。

結局、私は慶応での最初の1年を留年して、棒に振ってしまった。

受験でのこうした挫折は、世間でよく耳にする話ではある。だが、私にとってこの挫折は心に大きな傷を残していた。

そして、この心の傷と向き合うことが、以降の人生を方向づけていったのである。

他力本願ではなく自力本願

自堕落な生活をしていた私だが、それも1年近くになると、本心ではそんな生活が次第に嫌になってきており、何か建設的なことがやりたくなっていた。

受験に失敗した翌年の1959年4月10日、現在の天皇陛下と美智子皇后の婚礼の儀がとり行われ、日本中がその喜びにわいた。その盛大なパレードの模様はテレビ中継されていたのだが、私はそれを見ていて、突然、我に返った。

「こんなことを続けていても仕方がない。やり直そう」

もともと、「神」へのあてつけのような気分で始めたことだけに、そうは長続きしない。多分、当時の私は、心のどこかで立ち直るきっかけを待っていたのだろうと思う。

翌日から私は慶応大学のキャンパスに通い始めた。もちろん、それに当たっては、1年にもわたって私を落ち込ませ悩ませた問題について、自分なりの解答を出しておかなければならない。私は、自分が受験に失敗した原因をこう考えることにした。

「自分の心が弱かったからだ」

試験当日にベストコンディションで臨めなかったのも、自分の力が出せなかったのも、そして、東大に落ちたのも、全て自分の心の弱さに原因がある。受験失敗の不安におびえて「神」にすがりつこうとしたのも、実際に失敗してその責任を「神」に押し付けようとしたのも、全ては自分の心の弱さがそうさせたのだ。

自分は弱い。まず、これを認めようと私は思った。こう思えるようになった私には、もう「神」を恨むような気持ちはなくなっていたのだが、そうかと言って、もはやカトリックの信仰へと戻る気にもなれなかった。

カトリックの思想体系には、人間の外に神の存在があり、人間と神とが契約の観念で結ばれている。その関係は、全知全能の神に対して人間はどうしようもなく弱く、人間はひたすらに神にすがっている状態である。

全知全能の神を外において、それに頼ろうとするから、人間は弱くなるのではないか。私にはそう思えた。そして、再起するに当たり、こう考えたのである。

「強くなるには、カトリックのような他力本願の宗教から離れるべきだ」

いまから思えば、こんな考え方はカトリック思想の本義を理解しない、ただの暴論だったかもしれないが、このときの私にはそのように思えた。

そして、こう決心したのである。

「これからの人生を、自力本願で再出発する」

なんとも力みかえった決意で、その生真面目さは微笑ましくさえあるが、これを胸にして、私は自分を強くする道を探り始めたわけだ。

結局、このことが数々の思想と出会うきっかけとなり、自己の心を知る旅の始まりとなったのである。

ニーチェの超人思想

ここからは私がこれまでに出会った哲学や思想などについてお話しする。多分、それらは、私と同じように自分の心の問題を積極的に解決しようとしている人ならば、多くの方が出会うものばかりである。

これらを紹介することで、そうしたものと瞑想との違いが浮かび上がってきて、かえって瞑想の特徴が分かりやすくなると思う。

さて、私が自分を強くしたいという願いから最初に出会ったのは、ニーチェの思想だった。現代思想は1900年に亡くなったニーチェから始まったとさえ言え、思想家をはじめとして、20世紀の多くの人々が彼の影響を受けている。

ニーチェは弱者に対する批判を行い、精神の貴族性を強調した。キリスト教の唱える全知全能の神に頼る弱き人間ではなく、自らの力で立つ強い精神を持つことを求めたのである。彼の思想は超人思想と呼ばれ、キリスト教の概念を基盤に成立していた西洋社会に対し、大きな衝撃を与えたのである。

このようなニーチェの考え方は、キリスト教から離れて自力本願を目指していた当時の私の気持ちと軌を一にしており、惹《ひ》かれていった。

『ツァラトゥストラかく語りき』から『権力への意志』まで、私はニーチェの著書を耽読した。だが、彼の思想によって精神が高揚することはあっても、どこか満たされない思いが残ったのである。

私はニーチェの超人思想の流れを追い、ヒトラーにも興味を持った。アーリア民族の優秀性を説き、全体主義体制の国家を築いたヒトラーもまた、超人を目指していた。

だが、ヒトラーの有名な著書、『我が闘争』を繰り返し読むうち、次第に興味を失っていく。『我が闘争』を読めば読むほど、彼は超人などではなく、むしろコンプレックスの塊であり、心弱い誇大妄想狂にすぎないと思えてきたからだ。

ヒトラーがユダヤ人の大量虐殺など歴史に残るような非人間的な行為を行ったのも、コンプレックスと誇大妄想のためで、超人思想など、ただの言い訳に使われているだけなのだと分かったのである。

結局、ニーチェから始まる超人思想も、ただの観念にすぎないと思った。なぜなら、その思想は、人間の精神を異常に高揚させることはあっても、心を癒《いや》すことはなかったからである。

フロイト、ユングの精神分析

次に私は、心の問題を解き明かそうとする精神分析に興味を持った。自分の心の弱さを自覚していた私は、その弱さはどこから来るのか、心とはどのような構造なのかを知りたいと思ったのである。

まず、精神分析という学問分野を拓いたジークムント・フロイトの理論を学んだ。

『夢判断』『精神分析入門』などを著したフロイトは、夢や空想などの研究を重ね、人間の心のなかに意識と無意識という構造があることを発見する。

続いて私の興味は、フロイトの理論をさらに深めたカール・グスタフ・ユングへと広がっていった。彼は心の問題を深層心理から究明し、科学的に裏付けたのである。

ユングは心の構造を次のように考えた。心は階層構造となっていて、意識、自我意識、深層無意識という三つの階層がある。このうち、深層無意識はフロイトの言う無意識を含んでいる層である。そして、心のさらに深奥部には、原始心像というレベルがある。

特に、この原始心像に関する部分が私には興味深かった。ユングによると、原始心像とは深層無意識の核となる部分であり、神と人間との深い関わりに関する最古の知識が埋没している層だという。さらに、ユングはこう言う。

「人それぞれの深層心理は、人類全体の心の奥底で、一つにつながっている」

これがユングの有名な「集合無意識」という考えである。

ユングは東洋思想にも大きな影響を受けていた。ラマ僧から仏教のマンダラについて教わったユングは、マンダラ的な図像が中世のキリスト教をはじめ、世界中に存在していることを明らかにする。

こうした研究で、ユングは西洋の精神文化と東洋のそれを統合しようとしていたのかもしれない。

ユングの理論は、若い頃の私には大変に興味深く、かなりの時間を割いてこれを学んだものである。ただ、残念なことには、ユングの壮大な理論は完成しておらず、ことに原始心像についての解明はほとんど進んでいなかった。

ユングについては大いに触発されたものの、結局のところ、私の心の問題を解決してくれるものではなかったのである。

アメリカの成功哲学

観念的な理論だけではダメだと思った私は、アメリカのプラグマティズム（実用主義）へと接近していった。その流れで興味を持ったのが、アメリカの成功哲学である。

これはニューソートと呼ばれており、19世紀から始まった考え方で、自分の潜在意識に働きかけることで、人生を成功へと導こうというものである。

なかでも最も有名なのは、ナポレオン・ヒルだろう。ニューソートの影響を受けて実業家として大成功したアンドリュー・カーネギーの成功哲学について、彼が1972年に著した『成功哲学』は、1000万部の大ベストセラーとなっている。

自らの著書のなかで、ナポレオン・ヒルはこう言っている。

「風采の上がらぬ無一文の男であっても、燃え上がるばかりの願望を持っているかぎり、自分の人生を切り開くことができる」

あるいは、こんな一節もある。

「それが何であれ、人間が想像し信じることができるものは、必ず実現できるものである」

このようなニューソートの力強い言葉に、私は共感を覚えたのである。

ニューソートの基本的な考え方は、このようなものだ。

まず、自分を成功に導くという黄金律が示される。そして、そのルールを信念にまで高め、潜在意識へとインプットする。そして、ゆるぎない自信と執念を持って積極的に行動すれば、あらゆる願望が実現する。

このように、ニューソートは極めて分かりやすく、実際的な知恵の集積のように、私には思えた。しかも、潜在意識に働きかけて成功を実現するというその理論構成は正しく、頭で納得することができる。

ニューソートに初めて出会ったのは、学生時代の最後の頃だったが、こうした考え方に触れ、私は大いに元気づけられた。そして、まだ若いサラリーマン時代には、ナポレオン・ヒルをはじめとするニューソートの伝えるところを実行しようと思ったものである。

だが、問題なのはニューソートの教えるところを実行し続けることだった。本を読んだ当初は大いに鼓舞されて、「やるぞ！」という気持ちになる。だが、なかなかそれを続けることができない。次第に優柔不断になり、1週間も経たないうちに、普段の生活へと逆戻りしてしまうのである。

結局、ニューソートの教えるところを続けるには異常なまでの執念が必要で、心の弱さからスタートした私に、このように異常なほど強い精神力を必要とする成功法が、続けられる道理もなかったのである。

禅の思想

実践的な方法といえば、少しだが、禅についての体験もある。大学時代の友人の一人に、座禅をやっている人がいた。彼は、「肚《はら》をつくるのに禅をやっている」と言う。私も「なるほど」と思い、禅について勉強を始めたのである。

だが、何冊も本を読んでみたが、分かるようでいてよく分からない。無念無想、あるいは「無我の境地」というものに興味は湧くものの、それが何なのか結局よく分からないのである。

それに、禅についての理解を深めたところで、それだけでは何の意味もない。その友人も、「観念だけでは仕方がない。実際にやってみないと」と言う。

それで、実際に座禅を組んでみることにした。

調身、調息、調心と言うのだが、まず身体を調《ととの》え、次に息を調え、そして、心を調える。このようにして、心を雑念のない無の状態にしていき、「無我の境地」へと向かうわけである。

だが、無念無想という状態になるのは難しい。妄念ばかりがわいてくる。それに、長い時間、座禅を組んでいるのは身体的に苦しい。

実際にやってみてつくづく分かったのは、無念無想へと辿りつくには、相当の期間にわたって修練しなければならないということだった。

結局、しばらくの期間は続けたが、禅の心が多少なりとも分かり、楽しいと思う前に、禅をやめてしまった。

この経験で、禅の目指しているものの素晴らしさはおぼろげながら感じたものの、身体的に苦しかったり、すぐに効果が現れなかったりするものは、凡人には続けるのが難しいと思ったものである。

中村天風の心身統一法

30代も半ばを過ぎて、いくつかの思想や哲学を通った後、ようやく「これは!」と思うものに出会った。それが中村天風《てんぷう》だった。

その頃の私は鐘紡でプリント輸出課長を務めており、赤字の部署を立て直そうと必死に働いていた。まだ「会社人間」だった私のサラリーマン時代のなかでも、最も忙しく働いた時期である。

すでに述べたことだが、私にはアメリカの成功哲学を実践しようとして、どうしても三日坊主になるという経験をしていた。これを実践するには、成功の黄金律を潜在意識にインプットして信念としなければならないのだが、それには並外れた執念が必要だった。

私にそのような強い執念などあるわけもなく、それがなくとも何とかする方法はないものかと探していたのである。

その過程で興味を持ったのが、中村天風のことだった。

中村天風はまことに破天荒な人生を送った人である。明治9年（１８７６年）に彼は華族として生まれながら、日露戦争前には軍事探偵として大陸に渡る。その任務は大変に危険なもので、いつ殺されてもおかしくない状況だったが、すさまじいエネルギーと豪胆さで活躍を続け、「人斬り天風」と恐れられた。

だが、日露戦争が終わり日本へと帰国した後、結核にかかると、その病状は急速に進行し、命が危なくなった。著名な北里柴三郎博士の診察を受けたが、どうし

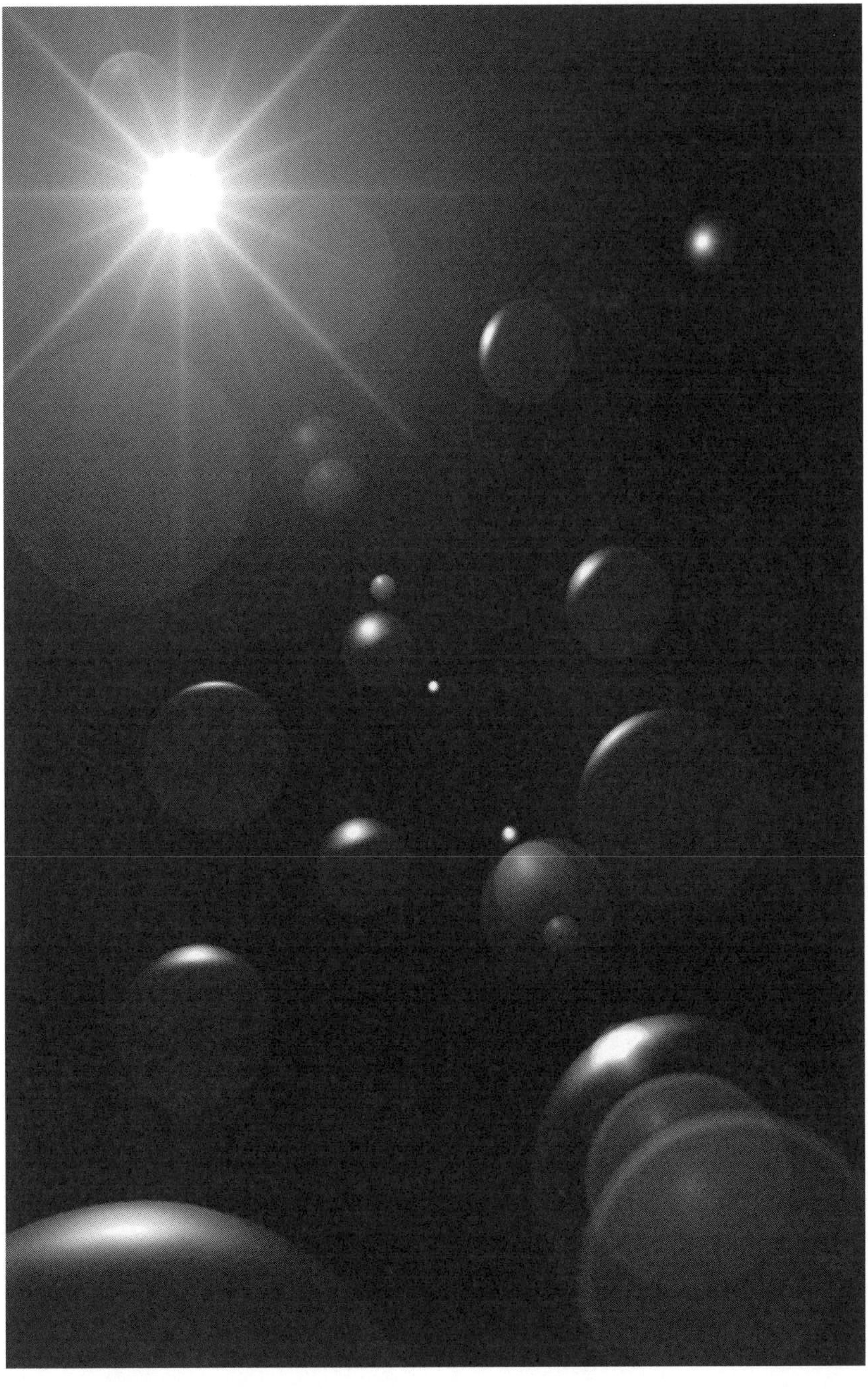

ようもないというのが答えだった。国内のありとあらゆる学者や宗教家を訪ねたが、回復しない。禅もキリスト教も、病気を治せない。

天風は欧米に渡り、治療の手段を求めたが、ムダだった。ついにあきらめ、「せめて日本で死のう」と覚悟を決め、帰途にカイロで、ヨーガの達人にして大哲学者であるカリアッパ師と出会う。

カリアッパ師についてインドで3年間の修行をした天風は、「心が身体を動かすのだ」と教わる。この言葉で悟った天風の病《やまい》は、いつの間にか癒《い》えていた。

帰国した天風は事業を始めて成功を収め、東京実業貯蔵銀行頭取、大日本製粉重役などを歴任した。

だが、43歳のときに全ての事業をやめ、自らが会得したことを街頭で説くようになる。それに感銘を受けた政財界や軍の大物たちが、天風に師事するようになった。そのなかには、原敬《たかし》、山本五十六《いそろく》、松下幸之助などがいたのである。

中村天風は、戦後になっても自らの哲学を説き続け、92歳で亡くなった。

私は中村天風の人生を知り、彼こそが、それまで私が求め続けてきた「強い自分」を体現していると感じた。そして、天風の哲学とそれを実践する方法に、強く惹かれていったのである。

中村天風の哲学は、観念論ではなく実践論だった。その柱となるのは、「常に積極的な精神で生きる。真我を自覚して明瞭な精神で生きる」ということである。

それを実践する方法が、心身統一法だった。これは「クンバハカ」と呼ばれるヨーガの呼吸法と、「安定打座法」と呼ばれる天風独特の座禅法を組み合わせた手法である。

このような中村天風のやり方は、心身統一という状態を達成するための実践的な手法だった。

また、彼の哲学や手法には、他の実践的な瞑想法と通じるものがある。

私は中村天風の哲学に大いに共鳴した。

だが、私は、その哲学と手法を実践するには到らなかった。当時の私はとにかく仕事に忙しすぎたからである。いまから考えると、まことに残念なことだと思う。

以上が瞑想と巡り会うまでに、私が出会った思想や手法の数々についてである。

瞑想と他の手法との違い

私は「強い自分」を求めて、ついに瞑想と出会った。それまでの道のりについてお話ししてきたのだが、ここでそれをもう一度まとめてみる。

最初に私が興味を持ったのは、神に頼らず、人間として自分を強くする思想だった。それがニーチェだったのだが、結局これは誇大妄想的なものでしかなかった。

次に、心そのものについて知ることで、自分の弱い心を強くする方法を見つけられないかと考えた。そこで、フロイトやユングの精神分析理論を学んだのだが、心について有益な知識は得られたものの、その研究はまだ途上にあり、実際の役には立たなかった。

観念的な理論ではなく実践的な知識こそ必要だと感じた私は、アメリカの成功哲学に興味を持った。ナポレオン・ヒルなどの成功哲学は確かに実践的だと納得がいったものの、それを実行するには非凡な精神力が必要であり、これでは心の弱い凡人にとって実行が難しいと知った。

また、心の問題を解決する実践的な手法として、禅も試してみた。その日指すところは私の目的に適《かな》っていると感じたものの、その手法は実行が困難であり、しかも目的達成までには長い修練が必要であると悟った。

そして、瞑想に出会う少し前に出会ったのが、中村天風の心身統一法だった。その日指すところといい、手法といい、これこそは私の求めていたものかもしれないと感じた。だが、残念なことに出会った時期が悪く、あまりにも多忙だったため、実践するには到らなかった。中村天風の心身統一法に心惹かれつつも実践できないうちに、瞑想と出会ったため、結局、今日までこれを実際に試すことはないままに終わった。これもまた、運命だったのだと思う。

このようにまとめてみると、私が求めていたものの条件がよく見えてくる。これはまた、平凡な人間が、自分の心の弱さを克服する手法として、必要な条件だということになるだろう。その条件は次の三つだ。

① 観念的でなく実践的なもの。
② 実行するのに非凡な精神力を必要としないもの。
③ 手法が難しすぎず、目的達成に長期間を要しないもの。

言い換えれば、中村天風の心身統一法を除いて、私がこれまで紹介してきた思想や方法には、これらの条件のうちどれかが欠けていたということだ。

そして、私がこの道のりの最後に出会ったTM《ティーエム》という瞑想法こそ、三つの条件を全て満たすものだったのである。

第九章　第二の人生――瞑想で拓いた自己深化と進展

瞑想と巡り合ってからの私は、心の状態も仕事も充実していたが、人生も半ばを超えると、自己を一層客観的に知って深める必要を感じた。そのために実践したのが、ハーバード大学の自己を進歩発展させるプログラム「オデッセイ」。この章では、「オデッセイ」体験の詳細と、そこから得られ、気付かされた天職「コーチング」に至る経緯を書く。

実業家トップ経験10年目の戒め

私は62歳になって、転機を迎えつつあった。55歳のときに30年弱勤めた鐘紡（現・カネボウ）を退職し、外資系鉱山会社の社長をまかされてから8年がたっていた。

あと2年で10年か……。

トップのいすに座り10年がたつと、誰しも次第にエゴがふくらんでくるものだ。公私混同しがちになる。AMPで学んだリーダーシップ論でもそう言われていたし、私が実際目の当たりにしてきた経営者もそうだった。

私にもいよいよ注意すべき10年目が近づいてきた……。

それからもう一つ。私は現在の仕事でのポジションに満足できなくなっていた。

社長を務めていた鉱山会社は、１９９５年に私が参画したときには英国・米国系の会社だった。

英国の会社というのは、日本人とメンタリティーがよく似ていて、日本人には勤めやすいと思う。また米国の会社ははっきりしていて、基本的に仕事をきちんとやれば報酬もたっぷりくれる。

ところが１９９９年にこの会社が仏系企業の敵対的買収に遭った。

フランスの会社はフランス第一主義、フランス人第一主義で徹底している。またフランスのエリートは、カルロス・ゴーン日産元ＣＥＯにしてもそうだが、限られたエリート校を出た人で占められている。

そうしたこともあって、フランス人はフランス人以外とあまり親しくならないし、信用もしない。とくに、私の上司となったフランス人は中央集権的だった。

鉱山会社が英国・米国系であったときは、私に日本の全権限を委譲してもらっていたが、仏系に変わったとたんに、権限が怪しくなってきた。

自分の経営哲学が実現できないようになるなら、そろそろ潮時かもしれない。私はそんなことを漠然と考えていた。

個の進歩発展プログラム・オデッセイとは

米国ハーバード大学のビジネス・スクールに、第二の人生において、自分らしく生きる方法を見つけるためのプログラムがあることに気付いた。そのプログラムは、パーソナル・ディベロップメント（人間個人の進歩・発展）をテーマにした唯一のプログラムで、名前は「オデッセイ」という。

履歴書とエッセイを提出して、選衡《せんこう》されたのは34名。アメリカ人が26名と大半を占めていた。その他カナダ人が3名、他はスウェーデン人、シンガポール人、ブラジル人、アルゼンチン人、そして、日本人の私であった。

「オデッセイ」のプログラムは二部構成で、前半7日間（パートⅠ）、後半6日間（パートⅡ）からなっている。

パートⅠは参加者が一人で受講するのに対し、パートⅡはパートナーと二人で参加する。ここでいうパートナーとは、配偶者でもいいし、恋人でもいい。人生をともに歩んでいくパートナーという意味だ。

「オデッセイ」の重要なシステムの一つが、ダイアッド・パートナーである。ダイアッド・パートナーとは、事務局が指名するのではなく、受講生が自ら主体的にパートナーを選ぶシステムである。

「オデッセイ」の目的は、「自分とはどういう人間なのか」「これからどういう人間になっていくのか」を自己認識することだが、その過程でダイアッド・パートナーは重要な意味をもつ。

ダイアッド・パートナーにはお互いのすべてを打ち明け合う。育ち、経験、考え方、夢、極端に言えば妻(夫)にも言えない秘密までも……。そして、それについてコメントし合い、そのコメントを参考にしながら最終的に自分の考えをまとめていくのだ。

1日目、自分達で選んだダイアッド・パートナーとの協同ワークですべてが進められていく。

"Who have I been ?"「私はどんな人間だったのか?」「自分の価値観がどのように変遷していったのか?」と自分の内面と対峙させる。次に"Who am I becoming ?"「これから、どんな人間になっていくのか?」を考えさせる。

パートナーⅡでは、各自のパートナーが参加、新たな視点もつけ加え、各自、自分のオデッセイ「My Odessey」を仕上げていく。

以下に、私の「マイ・オデッセイ」の一部を紹介しよう。

「マイ・オデッセイ」――彼(私)の履歴

私は自分のことを、「彼」と表現した。そうすることでよく客観的に自分のことをみつめようと思ったのだ。

＊

彼は会社を辞めるべきか否か。そしてそれはいつなのか。また、次に何をすべきなのだろうか。

ＥＣＣは１９９９年、フランス企業に買収された。彼にはＥＣＣのころのほうがはるかに幸せだったといえる。彼はＥＣＣの業績を回復させ、無駄のない収益性の高い組織に変えたが、しかし、彼は官僚的で人を大事にしない今のフランス式の経営がまったく気に入らない。

子どもたちも成長した。彼の妻とは結婚して34年になるが、「どうしてそんなに一生懸命に働くの。人生の美しさをいっしょに楽しみましょう」といつも問いただしてくる。

日常生活に困らない程度には金銭的に安定しているが、アジアで社会的に何か大きなことをやるほど金持ちではない。

彼は、精神面の向上には多大の関心があるが、果たして精神的に十分成長しているのだろうか。

「なぜ自分は生まれ変わったのか」

同じ質問が何度も浮かんでくる。

彼（私）が成してきた過去から現在

挫折や失敗も数多くあったが、彼はこれまで幸運で幸せな生活を送ってきた。彼は「社会的には」極めて成功してきた。

善良で尊敬すべき両親のもとに生まれた彼は、学校ではスポーツが得意で成績もよかった。

彼は生まれつき精神的なものが好きだった。Jesuit Catholic school に通っている間に、彼はカトリックとして洗礼を受けた。その後、東京大学への入学試験に落ちたことから、彼はカトリックを離れて多くの宗教のなかでさまよった。

結局42歳のときに、超越瞑想法（ＴＭ）と出会い、過去20年にわたってそれを実践している。彼は瞑想に深い喜びを見出しているが、彼の内なる自分は、いつの日かチベットを訪れるようにと告げている。

妻は、彼のよき人生のパートナーだ。

彼女はいろいろな面で才能があり、よき日本人の妻および母として家族に自らのすべてを捧げてきた。一方、彼は子どもたちの話を聞き、彼らを励まし、必要なときには助言を与えるのが好きだ。

妻と彼は子育てで助け合ってきたが、子どもたちが成長したあと、彼は仕事で忙しすぎる状況になっている。妻も留学生の世話や趣味などで忙しいが、大部分の時間を彼といっしょに過ごしたいと考えている。

彼女は「人生は短いのよ。ペースを落として、人生の美しさをもっとリラックスしながらいっしょに楽しみましょうよ」と不満を言っている。

彼の人生は教育、ビジネス、学術において画期的な成果を上げてきたと言えるが、今後もより一層チャレンジしていきたいと考えている。

教育……スタンフォード大学（BA）、慶應義塾大学（BA）、ハーバード大学ビジネス・スクール（AMP）に通った。スタンフォード大学での学業を終えての帰り道、彼は7ヶ月間ヒッチハイクで世界を回った。

ビジネス……29年間鐘紡株式会社に勤めた。ECCに移り、業績を急激に回復させた。

出版……4冊の本を出版した。この刺激的かつ啓発的な経験によって、彼に新しい世界が開かれた。

彼（私）の性向と仮面

彼は好奇心が非常に強い。リスクを冒すタイプで、新しいことへの挑戦が好きだ。この面の彼の性格は生涯変わることがないだろう。

彼は非常に幅広い異文化経験をもっている。それに彼は人も好きだ。彼には人を判断するための優れた本能（と分析能力）がある。人間を重視する彼の傾向はその生活や考え方、経営スタイルにも強く反映されている。

東京大学への受験や鐘紡の社長になることには失敗したが、彼は失敗を容易に乗り越え、それによって目標達成をやめることはなかった。彼は固い意思をもち、決してあきらめない。

彼は38年間にわたって企業の仮面をかぶっていた。

彼は大きな組織内の政治的駆け引きが大嫌いだ。それは陰で行われる愚かな不正であるからだ。

彼は次のステージでは自分のために自分のことをし

たい（自分のために働きたい）と考えている。具体的には、高齢者介護事業の分野で、「求められているのは介護者のためのケア」をミッションとして新会社を設立しようという企画がもちこまれている。

彼は生まれつき頑丈で健康だが、最近は自分の生活スタイルをもっと健康的なもの（たとえば、会食はディナーではなくランチに限る。食べる量を減らし、消化をよくする。もっと野菜を食べる。酒の量を減らすなど）に変えなければならないと感じている。

スポーツは彼にとって楽しみだ。彼は筋肉を動かすときにすばらしい感触を覚える。今はゴルフに最大の喜びを感じている。彼はゴルフをできるだけ長く続けたいと思っている。

彼は学究的で、教育や教えることに興味をもっている。彼は、国の発展において鍵となる要素は、その国民であると固く信じている。国民をいかに教育するかによって、その国の将来が決まるのだ。

彼（私）が次に成すべき三つのタスク

彼は輪廻転生《りんねてんしょう》を信じている。

「なぜ自分は生まれ変わったのか？」

その精神的な面を探求することは最も深い喜びであるが、彼は以下を当面の目標としている。

①　妻といっしょの人生をいかに楽しむか

彼は妻の活動にもっと積極的に加わり、ともにスポーツや旅行をするつもりだ。

彼女は美しいもの、洗練されたものを好む。彼女と美術館やコンサートに行く時間を増やす。

②　新会社で彼の経営概念を実行・実現し、5年間という期限内にこの会社を財務的に成功させる

5年以内に新会社がアジアで社会的な貢献活動（教育）を行うために十分な資金を得られるほどに成功させる。

日本は現在、抜本的な変革を経験している（終身雇用制度の終焉《しゅうえん》、より多くの人々の解雇、高齢化社会の進行）が、これらの領域における日本の変革に、新会社は大きく貢献できるだろう。

③　学術面の目標

彼はさらに多くの本を書き、多くの講義を行いたいと考えている。さらに専門テーマ（キャリア開拓、リーダーシップ、欧米型経営と日本型経営の比較）を深く研究したいとも考えている。

以上の三つのバランスをどのようにとるかは依然として難しい課題だ。5年間で、妻との生活を楽しむことと自分の学術的目標に集中し、そしてそのあとに、精神的な目標を加えていくつもりでいる。

第二の人生とオデッセイ実践の理由

私が注目したのは、それぞれが「オデッセイ」に参加した理由だった。

多くの人は、定年、あるいは定年を目前に控え、「第二の人生をどう生きるか」を見つけるために、「オデッセイ」に参加するようだ。これは想像通りである。

しかし、なかには40代くらいの若い世代の人もいて、ちょっと意外だった。

たとえば、ある男性は若くして大成功を収めたが、「はたして次に何をしたらいいのか」で悩んでいた。彼は45歳だった。

9・11のテロ事件で、夫を亡くした女性もいた。彼女は一番若く、41歳だった。彼女は精神的にかなり参っているようだった。人生の危機を感じ、これからどう生きるべきかを考えたいという。

実は、このプログラムは、40歳から65歳を対象にしていた。

第二の人生といっても定年後だけを見据えたものではないようだ。

もちろん定年後をどう生きるかを考える人が大多数だが、50歳前後で、今後の会社生活におけるキャリアを模索する人もいれば、年齢に関係なく、本当に自分らしい生き方を模索するためにやってくる人もいる。

実際過去の参加者のなかには、「オデッセイ」受講後、これまでの経歴や地位をすべて擲《なげう》ち、大道芸人として生きていくことを決意した人もいたようだ。

ただ、今回の参加者それぞれが人生の転換期を迎えているということは共通していた。

真のスキルを活かすために起業を決意

帰国後、瞑想を深め、心の指示に従い、外資系企業を辞めた。

そして今後は「自分のために働こう」と固く決心をした。問題は「何をやるか？」だ。

当時具体的に持ち込まれた案件があった。介護のヴェテラン・ライターが、高齢者介護事業の分野で「求められているのは介護者のためのケアー」をミッションとして会社を興したいという。介護されている人も大変だが、介護している人はもっと大変でその人たちをもっとケアーしないといけないという想いからだ。

世界に先駆けて高齢者社会になっていく日本のためには極めて重要なテーマで、反対する理由は何もない。そのライターも素晴らしい人柄だ。ただ残念な事に介護の世界には私は全くのど素人で、肌で感じない点が悩みだ。何の実体験もない分野なので、会社設立のインフラの設定と後は資金面でのエンジェル的な役割に撤することにした。ライターとして記事を書くのと経営とは別問題で、結果的にはこの会社は見事に失敗。私もかなりの金額を損失したが、その代わりに企業立ち上げという、得難い体験ができた。人間に対する洞察力、ベンチャー企業の資金繰りの苦しさ、介護の世界の実態等、他では得られない貴重な体験をした。この体験を基に、かつ学術的な面を猛勉強してある大学院でベンチャー企業論を講義しえたのは、「失敗から学んだ成功」といえる。


「私個人として何をやりたいのか？」

この問題を考え、かつ、考え抜いた。

そして何度も心に問いかけた。そして得た結論が、「私の知識と実体験を次の世代に伝えたい」という想

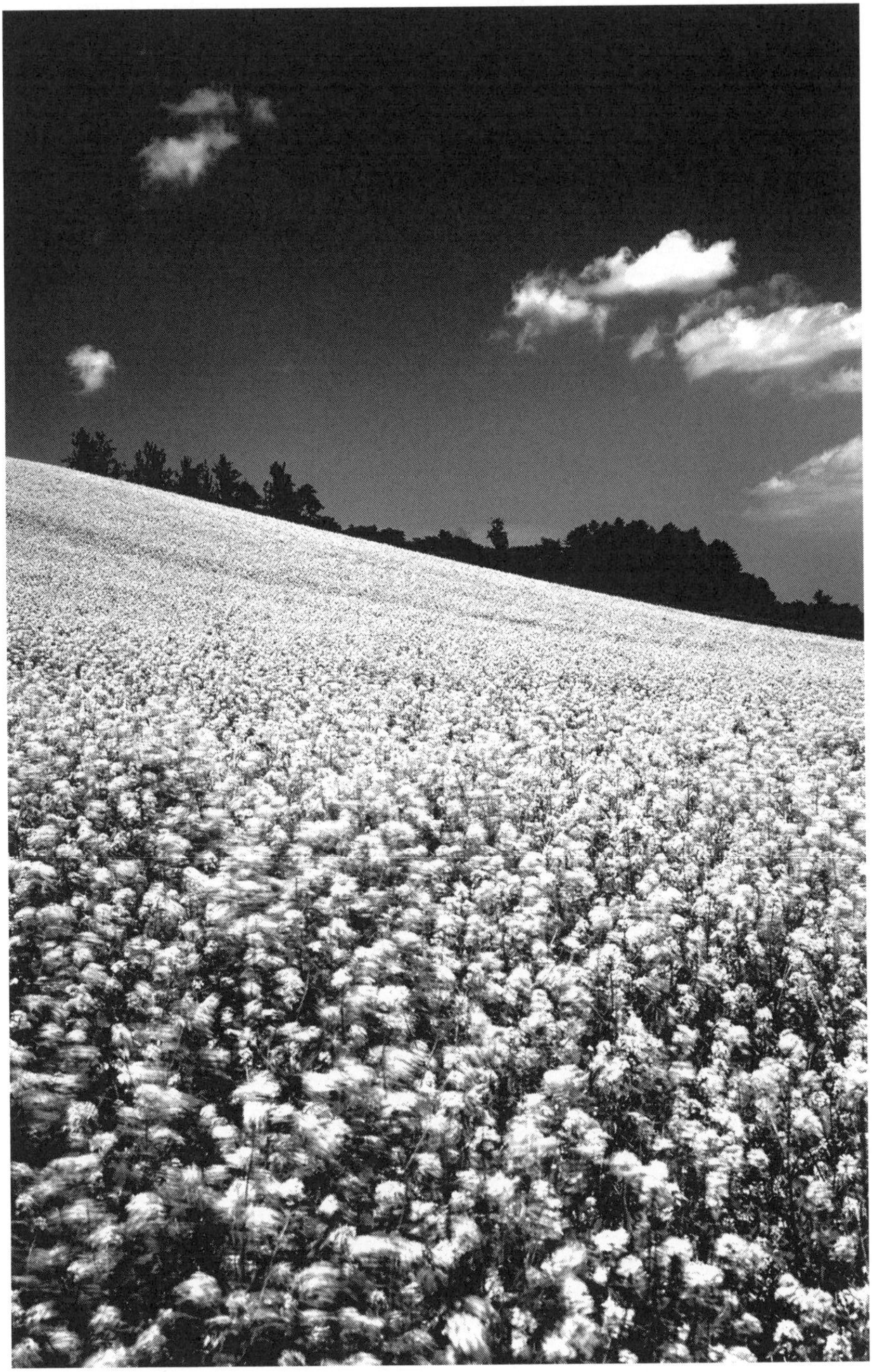

いであった。

コンサルタント会社「ガンガー総合研究所」の発足である。

設立目的は「自分を活かし、社会に貢献する」(活私奉公)ビジネスリーダーの育成を旨に、企業を成功させるコンサルを目指した。

長年瞑想に親しんでいるので、サンスクリット語で聖なるガンジス河を意味するガンガーを用いて「ガンガー総合研究所」と命名。Orient(東洋)とOccident(西洋)と言う東西両文明の狭間を流れるこの大河を、傑出したリーダーシップに欠かせない「融合」と「調和」の象徴として位置付けた。

会社のミッションを「組織と人の潜在能力を活かし、社会を幸福にする」、ビジョンを「絶対界と相対界を200%楽しむ」、そしてヴァリューを「明るく楽しく爽やかに」とした。

教えることから、学んだ喜び

新たな気持ちでコンサルタント業に取り組んだ。

当初は「はたしてコンサルタントの仕事が受注できるのか?」大いに心配であった。企画部長として、また、経営トップとして　戦略的な事には長年携わったとはいえ、対価を得てのコンサルタントとしてはたして一本立ちできるのか、自分自身疑心暗鬼であった。しかし何も心配することはない。自然の法則が味方してくれたのか、今までの人脈に助けられ、比較的順調に滑り出した。

また「いつかは慶応で教えたい」と言う私の想いを熟知してくださっていた、恩師、小野桂之介教授(当時慶応ビジネススクール校長、現在慶應義塾大学、中部大学名誉教授)のはからいで、運よくビジネススクールの寄付講座で「経営革新」を教えることになった。

経営革新にはいろいろな分野でのイノベーションがあるが、最も重要なのは人間の革新と考え、リーダーシップ論を講義することにした。ハーバード大学AMPでの、私の最も好きな科目であったジョン・コッター教授の「リーダーシップと組織行動」が参考になったが、「どのようにして教えたらいいのか?」が、もう一つ要領がつかめない。当初は顧客である受講生の反応も考慮しないで、自分の想いをまくしたてるだけの講義になっていたようだ。

小野先生には講義を聴講していただき指導を仰いだ。受講生が消化できるのは「30分で一つのサブジェクト」と言う定則も学んだ。慶応はケーススタディ方式で授業が進行するが、ケーススタディは生徒として学びはしたが、教えたことはないので、あらためて高木晴夫先生の課外特別講座で「ケーススタディの教え方」を学んだ。

慶応のビジネススクールのあと、二、三のビジネススクールや大学で教えた。そのひとつに中国西安(昔の長安)の西北工業大学がある。将来日本企業に勤務したい学生に「日本企業文化論」を4年ほど教えた。

中国の学生気質を知ることも面白かったが、先ず西安の町に魅せられた。シルクロードの起点であり、秦始皇帝綾、兵馬桶抗、等々世界遺産の宝庫であった。

長安は、日本の遣唐使が目指した都で、多くの日本人がそこで学んだ。シルク・ロードの起点の町になる。

阿倍仲麻呂の天才ぶりには改めて驚いた。科挙の試験に合格、玄宗の信頼を得て、官僚として栄進。結局日本には戻れなかったが、「天の原　ふりさけみれば　春日なる　三笠の山に　いでし月かも」は望郷の歌として有名である。空海が恵果《けいか》から学んだ青龍寺を散策しながら私の大好きな空海を偲んだ。

このころは必要に迫られたせいか、猛烈に本も読んだし、色々な方から教えを請うた。貪欲に講師として自分を高めるべく努力をした。講義のやり方は年々進歩していったようだが、受講生の反応は、自分の想いをまくしたてていた1年目や2年目の方がいいのは面白い。その頃の方が受講生の心に響いたようだ。上手にファシリテートすることはもちろん必要だが、やはり想いをこめないと相手の心に響かないことを痛感した。

ビジネス教育とコンサルタント実務から「コーチング」への気づき

慶応で教えることから、企業研修も手掛けるようになった。企業によって風土が各々異なる。新入社員の時の多士済々が、5年も経つとその企業風土にすっかり染まり、ある意味で錆びついてくる。日本企業は課長レベルまでは熱心に教育をするが、部長以上の教育はあまりやらない。部長以上の経営層も上手に泳ぐことを覚え、「自分を高める」ことをすっかり忘れているが、一方欧米の企業の幹部層は地位が上がれば上がるほど研鑽をつむ。これでは世界的な競争には勝てない。世界で同じ土俵で戦わないといけないグローバル化の時代、部長以上の研修が日本にとっては緊急と考え、部長以上に焦点を合わせる研修に特化することにした。

一方コンサルの方も順調に推移していった。数年しているうちに一つの疑問がわいてきた。「こんなに素晴らしい提案をしているのに、何故実行されないのだろうか？」と。

実行されないのは実行されないだけのもろもろの理由があるものだが、コンサルタントとしては何か面白くない。熟慮の結果「二つの選択肢がある」と考えた。一つは、実行まで責任を持つコンサルタントになるか？　二つ目は、実践すべき立場にある経営層に働きかけて自主的に気づいて、実行するようにさせるかである。

後者が１９９０年代後半から日本に導入され始めた、エグゼクティブ・コーチングである。エグゼクティブは社内では孤独で、心を許せる相談相手も少ない。信頼でき、自分の鏡になってくれ、必要な時には励ましてくれるコーチを必要としている。

「これだ‼」と直感的に感じた。

第十章　社会人に必要なこと――瞑想とコーチング

第二の人生を歩み出した私は、経営のトップとしての海外での仕事経験や欧米人の異文化から得たものを、これから活躍を期待できる若い経営者、意欲あふれるビジネス・パーソンに伝える必要を感じていた。そのために私が辿り着いたのが「コーチング」という仕事だった。この章では、これからのビジネス社会で最も必要となる「コーチング」に辿り着いた経緯を書く。

天職「コーチング」への接近

「コーチングとは何か？」

A、B、Cから勉強を始めた。

コーチングには様々な概念が錯綜しているが、私は今までのキャリアを活かして、ビジネスコーチング、それも経営のトップ及びそれに準ずる経営層へのコーチング即ちエグゼクティブ・コーチングを目指すことに絞った。

ビジネスにおけるコーチングとは「コーチとコーチィとが対等の立場・相互信頼のもと、相手の可能性を信じ、相手の潜在能力を最大限に引き出し、モティベートし、主体的に自己変革（成長）させて、組織及び個人の短期・長期のゴールを達成すること」と定義される。

この定義からも分かるように、いろいろなスキルと人間性とビジネスにおける実体験が必要で、一流のコーチになるためには生半可な努力ではだめだ。「マネジメントの根幹は人間にある」から、人間好きの性格でないとコーチとして務まらないだろう。「人間を大切に扱う」「人間の可能性を最大限に引き出す」ことがコーチングの要諦だが、この点は心配ない。コーチングには瞑想に相通ずるものがあると直感的に感じた。

「コーチングとは何か？」を勉強すればするほど、私に最適の天職ではないかと感じた。

「よし、超一流のエグゼクティブ・コーチになる」と考え、「日本一のエグゼクティブ・コーチに師事しよう」と決意した。

巷のコーチング会社は、コーチングのスキルばかりを教え、コーチの資格会社と化していて、学ぶべくGｕｒｕ（導師）がいない。色々調べても、一流のエグゼクティブ・コーチが見つからない。毎朝の日課の瞑想の後、シャワーを浴びていると、ふっと瞑想の先輩である、松崎昭雄氏（一章「瞑想する日本企業のトップ達」に登場する森永製菓の元社長）の顔が浮かんだ。早速連絡を取り、アメリカン・クラブでランチを取りながら、私が考えている針路を相談した。松崎さんは驚いたことに（あるいは当然というべきか）欧米では経営者にはコーチがいることをよくご承知で、私の針路については大賛成で、直ちに住友晃宏氏が最適と推薦された。

住友氏は、慶応高校（同級生に石原裕次郎がいたとか。かなり昵懇《じっこん》の間柄だったらしく、カラオケ大好きの住友氏の十八番が石原裕次郎であった）から、木材輸入を手広く営んでいた祖父の一言でアメリカに留学を命じられ、カリフォルニアのウッドベリー大学を卒業、日本に戻ってから、十合に勤務、家業を継がれた後、外資系企業の社長を務められた。

グル・エグゼクティブコーチとの出会い

松崎さんのアレンジで、一緒に昼食を取ることになった。私と松崎さんが先に着いて待っていると、日焼けした、大柄でいかつい感じの紳士がさっそうと入ってきた。紺の背広で赤色が基調の品のいいネクタイをしていた。動作がアメリカナイズされている。極めて率直な人柄で、たちまち意気投合した。

住友氏も外資系の社長を辞めた後、「このまま引退するのはさびしすぎる。何をなすべきか?」と悩んだらしい。その時、カナダ駐在中の息子から、「ビジネスの世界で目下アメリカではエグゼクティブ・コーチングがファッション。これから日本で流行ってくるのではないか?」の一言で、コーチを志したという。本人自身は社長時代本社からの指示でアメリカ人のコーチがついて、大いに助けられたという。今後日本は世界に先駆けて未曾有の高齢化社会になってくるが、社長及びそれに準ずる経営者層の卒業生が、引退後第二の人生を歩む際の仕事としては、最適ではないか?と意見が一致、将来コーチ育成の面でも協力しようと誓い合った。

住友氏は当時SNAコーチング協会のチェアーマン、日本経団連教育問題委員会委員そして、AMA(アメリカン・マネジメント・アソシエーション・インターナショナル)の最高顧問の肩書を持っていた。

直ちにSNAコーチング協会に所属した。SNAコーチング協会は真のグローバルスケールを有する優秀な経営者の育成を社会貢献の一端として目指し、Strategic Network Alliance(戦略的人脈連合)をコンセプトに活動をしている。

「社長が変われば社員が変わる。それによって会社が大きく変わる」を標榜、その着実で活発な活動は社会から高く評価されていた。所属する専任エグゼクティブ・コーチは10名で、小規模であるだけに住友氏を中心に結束が固い組織であった。

コーチになるために、住友氏から主に学び、心理学的側面については松下信武氏(世界的な感情心理学者の学会ISRE= International Society for Research on Emotion のアソシエートメンバー。日本電産三協精機スケート部のメンタルコーチを担当。当時はベルシステム24執行役員)の薫陶を受けた。住友氏からはコーチングのイロハから指導を受けたが、特にエグゼクティブ・コーチとしての心構えを強く教わった。

① エグゼクティブ・コーチングは真剣勝負。一瞬一瞬が武蔵と小次郎の『巌流島』の戦いと心がけよ。本音のぶつかり合いがコーチとコーチングの土俵で、真剣勝負であるだけにコーチとコーチィ（クライアント。コーチを受ける人）には「甘え」は許されない。

② コーチィとの信頼関係がポイント。「如何に信頼関係を構築するか？」がすべて。

③ コーチは経営の第一線にいる社長を相手にするわけだから、常に経営の勉強をして、自分を高めよ。等々。

その心構え論だけを聞いていると「根性論」と思い間違いそうであるが、コーチングの経験がながくなればなるほど的を得ていると痛感するようになった。

即ちエグゼクティブ・コーチは「引退後のんきにやれる仕事」ではなく、「本気で取り組まないといけない仕事である」と。

“本気エネルギー”の必要性

滔々《とうとう》と講義する住友氏を見ていると、そのエネルギーと迫力が並大抵のものではない。

ハーバードAMPで学んだジャック・ウェルチを思い出した。ジャック・ウェルチ氏は、G・Eの元会長兼最高経営責任者。1999年には「フォーチュン」誌で20世紀最高の経営者に選ばれ、最高時の年収は9700万ドル(@110で11億弱)。ピータードラッガーの信奉者。「世界で1位か2位になれない事業からは撤退する」と「選択と集中」を旨として、リストラとM&Aと国際化を推進した。会社を守るためには大規模な整理解雇も敢えて辞さなかったことから「建物を壊さずに人間のみを殺す中性子爆弾」を意味する「ニュートロン・ジャック」とあだ名された。

しかしリストラもするが、「人が第一。戦略がこの次と心得ること。仕事で最も重要な事は適材適所の人事であって優れた人材を得なければどんなに良い戦略も実現できない」のジャックの名言があらわすように、人材育成には異常な関心を示し、努力を惜しまなかった。

ジャック・ウェルチのGEのリーダーに必要なリーダーシップは「4E+1P」で表現されるという。

第一のE=ENERGY（自らが活力にみちあふれていること）

第二のE=ENERGIZE（目標に向かう周りの人々を元気づけること）

第三のE=EDGE（タフな問題に対しても決断ができること）

第四のE=EXECUTE（言ったことをとことんまで実行していくこと）

そしてPとは、PASSION（情熱）である。

自分がエネルギーにあふれないと、他人を鼓舞できないわけだ。

ジャックが本気で仕事に取り組んでいるように、住友氏もコーチングでは本気で真剣であった。その熱意には圧倒された。コーチングではコーチィが成長するように、もろもろの心配りもした。その熱意にコーチィは打たれ、感謝の念を惜しまなかった。

コーチは、その本気度エネルギーを相手に押しつけるのではなく、黒子として、謙虚さと自然体の中に包み込んで表現していくのである。

ちなみにジャックも現役時代にはコーチがついていた。今は自分がコーチになっていると聞く。

自分を知ること、他人を理解すること

コーチングスキルの傾聴、質問、信頼関係の構築等々については、数多くの書籍を読んで自習するとともに、多くのセミナー等に出席、その力を磨いた。そのひとつに、国際コミュニオン学会がある。ある友人に

紹介され、国際コミュニオン学会主催のリスニング・セミナー、「エニアグラム」（九つの性格）のセミナーに出席した。

その時鈴木秀子先生に出会い、以来私淑することになる。鈴木先生は元聖心女子大学教授（日本文学専攻）。１９８０年代後半日本に初めて「エニアグラム」を紹介。以後第一人者として日本及び海外でワークショップを開催、後進を育成する。聖心会会員。カトリックの修道女で、８年間沈黙の行をなさったと聞いて驚いた。芯は強そうだが、柔らかなオーラを発散する鈴木先生には会った瞬間から魅せられた。私がイエズス会の元カトリック信者で、価値観のベースが同じであることも幸いしたのかもしれない。

コーチングで信頼感を構築するために、「自分を知る」ことと「他人を理解する」ことが最も重要になってくる。そのためにはＭＢＴＩや３６０度評価も参考にはなるが、各人の本源に迫るという意味で、エニアグラムが最高のツールである。

コーチングにもいろいろなモデルがあるが、私は一般的なコーチング理論をベースに「エニアグラム」と「ＮＬＰ」（神経言語プログラミング。Neuro Linguistic Programming. １９７０年代劇的な治療効果を上げていた、フリッツ・パールズ＝ゲシュタルト療法、バージニア・サティア＝家族療法、ミルトン・エリックソン＝催眠療法の三人の天才的セラピストの治療効果と方法を徹底的に解明、彼らの言語、非言語における共通パターンをプログラム化したもの）を活用して、かつ瞑想的でホーリスティックなアプローチをするコーチングを目指すことにした。

競争戦略の実践とファシリテーティング

当時ＡＭＡ（アメリカン・マネージメント・アソシエーション）の最高顧問であった住友氏のすすめでＡＭＡに参画し、主に「競争戦略の策定と実践」の講座のファシリテーティングを担当した。効果のある競争戦略の策定も困難な仕事ではあるが、その実践が難しい。

ＡＭＡのエグゼクティブ調査では、「あなたの会社では競争戦略は策定されていますか？」の質問に対して82％がイエスと回答しているが、「その戦略は効果的に実践されましたか？」の質問に対しては14％しかイエスの回答がないという。それほど競争戦略の実践は難しい。経済環境も刻刻と変化していくので、競争戦略の修正も都度必要になってくる点も否定できないが、「なぜ戦略が実践されないのか？」その原因の究明が第一だ。

その原因をどのようにして取り除くのか？　効果的な戦略をどのように策定するのか？　戦略をどのようにして実行するのか？　策定された戦略が会社の末端にまで徹底されているのか？　末端が自分の役割を十二分に納得しているのか？　ＰＤＣＡを地道に実行しているか否か？　その会社独特の風土も浮かび上がってくる。どのような企業風土の会社が素晴らしい業績を挙げるのか？

このＡＭＡの研修で多くの体験と気付きを得た。

ファシリテーティング・スキルを磨くとともに、エグゼクティブ層の最大の悩みの一つ「どのようにすれば競争戦略を実行して、満足する結果がえられるのか？」をコーチングする際の、多くの視点が得られた。多くの角度から的確な質問ができるようになって、結果的にコーチィに多くの気付きを与えられることになったわけである。

ＡＭＡの歴史は古い。１９２３年ビジネスリーダーが意見交換の場としてニューヨークに創設され、以来ビジネスエグゼクティブのカンファレンスを開催。１９６０年ごろからピーター・ドラッガーも関与して〝マネジメント〟と〝リーダーシップ〟に焦点を合わせ、セミナー、企業研修、出版業を営むコンサルティング会社に成長した。

「コーチとは何か？」

その要諦とスキルは住友氏から学んだ。数々の機関で多くのスキルも習得した。後は実践あるのみである。

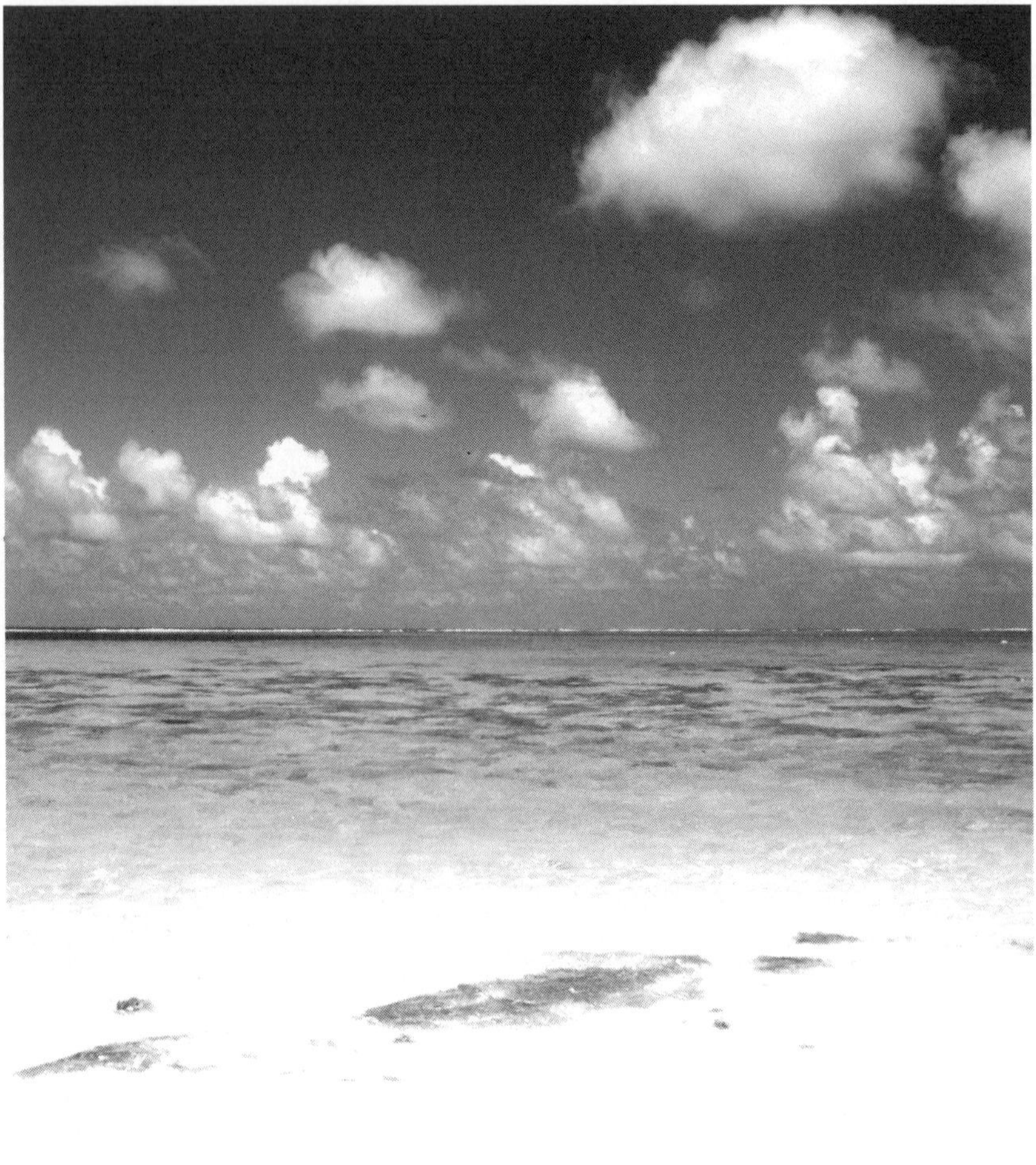

相手に添って「傾聴する」コーチングの実践

当時私はドイツ大手化学会社の日本法人の顧問として、社長の相談相手として、経営のもろもろの課題に対して、コンサルタントとして解決策や意見を提示していた。そのやり方をコンサルタントからコーチへと変えていった。即ち私が意見と解決策を答えるのではなく、社長に考えさせ、自分で解決策を策定させるようにしたのである。

コンサルタントはどうしても自分が先に発言したくなる。そこをぐっと我慢して、傾聴する。相手の気持ちに添って、じっくりと聴く事は本当に難しい。直ぐ結論を言いたくなる。

そこを我慢する。相手の経験、信念、価値観等が自分のそれとは異なる事は頭ではわかっていても、なかなか実践出来ないものだ。自分の「思い込み」がいかに大きいものかを痛感する。当初は「傾聴」「傾聴」「傾聴」——と何度もマントラのように自分の中で唱えていた。

しかし慣れとは恐ろしいものだ。次第に自分を無にして自然体で人に接せられるようになってくる（これは職業としての「傾聴」であって、家庭内の妻や子供との対話ではこんなにうまくいくものではない。まだまだ修行が足りない）。

是を契機に、コーチの仕事がＡＭＡやＳＮＡコーチング協会から、また私の人脈から、運良く舞い込んでくるようになった。どの案件にも夢中で真剣に取り組んだ。

コーチングでは、最初に相手をじっくりと観察する。相手の心の内や状態を理解する。

そのうえで相手のビジネス経験、信念、価値観等を知って、相手を好きになって、相手の全てが受容出来るようにする。「相手とどのようにすれば早く信頼関係・ラポールが構築出来るのか？」「どのようにすれば的確な質問が出来るようになるのか？」等々成功するコーチングに必要なもろもろが、実践するにつれて肌で分かってくるようになる。

なんとなくコーチングの「コツ」がつかめて来るのだ。

欧米の多国籍企業、日本の大企業、中小企業の社長、役員層へ向けた一対一のコーチングを中心に、日本企業向けに研修とコーチングを組み合わせたプログラムも開発、年に多くのエグゼクティブをコーチするようになった。

コーチを続けるうちに、日本人に適した自分なりのコーチング理論が構築されてくる。

エグゼクティブ・コーチングのクライアントは、経営のトップ層及びそれに準ずる層であるが、コーチングの根幹は、最終的に「コーチィをリーダーにする」ことにある。

持論、リーダーシップの5要諦と三つの基準

一言で「リーダーシップとは何か?」を定義してくださいといわれたなら、私は次のように答える。

「リーダーシップとは、自分の言葉でビジョンを語り、自他にポジティブな影響力を発揮する行為である」と。自他、即ち自分と他人への影響力がリーダーシップである。

とかく他人に対するリーダーシップを考えがちで、自分へのリーダーシップがあることすら気付かない人が多い。**他人に対するリーダーシップは、外的なリーダーシップで、Exterior Leadership と表現される。もう一種類のリーダーシップは、内的なリーダーシップ、即ち Interior Leadership あるいは Self Leadersbip と呼ばれる。Self Leadership とは「最高の自分」になるために、「自分を鼓舞して、自分で自分を磨く」リーダーシップである。**

この Self Leadership が重要で、自分がリーダーに

ならないで、どのようにして他人に影響力を及ぼすことができるのであろうか？　これが私のリーダーシップ論の基本である。

私は、私のリーダーシップ論を「リーダーシップの5要諦」にまとめ上げているが、経営層の全ての課題はこの5要諦に含まれてくる。

① ビジョン、夢、志＝方向性を示し、組織を一つのベクトルにまとめる。
② 競争戦略の策定と実行
③ 人を巻き込む力
④ 実行力
⑤ 人間力・品性・倫理観

この5要諦に従い、コーチィの課題とゴールを定め、コーチィの潜在能力を最大限に引き出すことに傾注する。

コーチングの原点は下記の山本五十六元帥の言葉に尽きると思う。

この言葉の前半は有名で、大抵の人は知っていることだろう。

「やってみせ、言って聞かせて、やらせてみて、褒めてやらねば、人は動かず」
「話し合い、耳を傾け、承認し、任せてやらねば人は実らず。やっている姿を感謝で見守り、認めてやらねば人は育たず」

褒めてやること。認めてやること。そして任せてやること。これがコーチングの原点でもあるし、コーチィに気付かせ、主体的に実践できるようにすることがコーチの役割であろう。

「ビジネス・コーチングが成功するか否か？」のキーポイントは次の三点になる。

① コーチィのやる気。喜んでコーチングを受けているのか否か？

欧米では、コーチングの目的は、幹部候補生・次のホープに受けさせ、益々成長させ、会社により一層貢献させることである。コーチィも選抜されたという意欲を持って、自分の欠点を直し、成長することに努力する。一方日本では、自分が至らないからコーチングを受けさせられるというネガティブな考え方にとらわれがちだ。

② 何時でも本音で会話ができる「信頼関係」が構築できるか否か？

③ コーチィが、他責ではなく、すべては自分から生じているという自責の念が持てるか否か？

この三点がコーチングの最初に確立されれば、コーチングは常に大きな効果を上げ、成功することは間違いない。

私は長年の瞑想経験から、哲学・倫理・瞑想をベースに、ホーリスティックなコーチングを実践することにした。

研修中に、よく「どのようにして自分の天職を見つけるのでしょうか？」と質問されることがある。私は、「次の三つの基準に合致している仕事は何か？」を自問自答しなさいと答える。そして仮に、現在の自分の仕事が三つの基準に合致していない場合には、先ず自分を変えていく努力をするべきであると答えることにしている。

三つの基準とは：

① その仕事を貴方は好きか？

② 貴方が得意な仕事なのか？

③ 社会的に貢献する仕事なのか？

泥棒か詐欺的な仕事でない限り、ほとんどの仕事には何らかの意味で社会的な存在意義はあるものだ。「自分の天職はなにか？」とふらふらと捜しまわり、時間を無駄にする前に、真剣に今の仕事に工夫を凝らしながら主体的に取り組んでいけば、必ずエキスパートになるし、そうすればその仕事が好きになってくるだろう。どんなに努力してもダメな場合は仕事を変えることだ。

コーチングの仕事は本当に楽しい。90分~120分があっという間に経過する。

私にとってコーチングは天職なのだろう。

3・11を通して痛感したリーダー育成の必要性

コーチング、企業内研修、講演等を楽しく続けているうちに、2011年になった。

経済はデフレ。日本には閉塞感と無気力感が漂い、政治家は国民にビジョンと夢を与えることも考えられないほど小粒であった。国家の財政状態は多額の借金を抱え、破たん状態。少子高齢化が国の生命力を弱めつつあった。

3月11日、思いもかけない大惨事が日本を襲った。東日本大震災だ。M9の地震と津波によって一瞬の内に犠牲者が1万5786名に上った。ほとんどが津波に巻き込まれた水死と言う。地震によって福島第一原子力発電所に事故発生。原子力放射能が住民の生活を崩壊させた。

日本の経済が一瞬のうちに崩壊した。

「この国は一体どうなるのだろう?」

この国はこのまま衰退していくのか?

悪くすると　沈没するのではないだろうか?

外国の友人は日本を脱出するように勧めて来る。日本には家族がいて、数々のしがらみがあって離れるわけにもいかないし、私たち夫婦だけが移住するわけにもいかないだろう。

日本人である以上日本には愛着心と共に恩もある。日本が経済大国ナンバーワンになる必要もないが、世界から尊敬され、存在感のある国として残ってほしい。

「そのためには何が出来るのか?」

心を同じくする友人と語り合った。政治家でない以上、国を動かすような大きな企ては考えられない。政治家と言う職業を選択しなかった事をこれほど残念に思った事はない。

私たちは「この国が小粒とはいえ、山椒のようにピリリと辛くさせるには、リーダーを育てることが私たちのミッション」と結論付けた。日本をイノベートして人々が夢を持ち、個々人がもっと輝くようにするのだ。自分の持ち場で輝くリーダーの育成を旨として、多くの人を巻き込めるような組織を考え、一般社団法人「グローバル・リーダーシップ・コーチング協会」（GLC）を、2011年の暮れに立ち上げた。

設立を考えているときに、ある経済界の有力者に相談をした。彼は古希《こき》を越した私を心配したのか、「採算的にも難しかろうが、それを別にしても日本でリーダーを育てるのは至難の業だよ。止めてもっと人生を楽しんでみたら」と親身な忠告をしてくれた。「リーダーが育つか否か。一人でもリーダーが育てば私たちの本懐です」と答えて、私たちは設立を決意した。

GLCの理念を「グローバルな地球社会で活躍できるリーダーを育成することで日本をイノベートし、個人がもっと輝く社会を実現する」とした。理念は立派だが、そんなに上手くいくものでもない。当初は模索の連続であった。色々な人が参画したが、実力の差もあるし、各自自分のアジェンダを持っていた。しかし時が経つとともに、次第、次第に淘汰され、形が整ってきた。

イノベーション・リーダー養成講座

2013年からGLCアソシエイツ「イノベーション・リーダー養成講座」をスタートした。6月にスタート、3月卒業式。全16回。受講生は20名に限定。受講生は大企業、中小企業、外資系企業、ベンチャー企業、かつ年齢は34歳から59歳。当初出身母体が多岐に分かれ、年齢も世代層が異なるので、上手くハーモニーが取れるか懸念したが、結果的には危惧に過ぎなかったようだ。

教育機関部長56歳は次のようにアンケートに答えた。

「現代の日本企業は依然として従来からの延長でOJTで社員を教育していますが、これでは不十分です。

明確な目的意識を持つ組織が行う勉強の場での、武者修行が必須と思われます。異業種、異なるポジション、幅広い年齢層、男女混成と言うダイバーシティに富んだメンバー間のディスカッションが多くの気づきと学びの源泉であると、あらためて感じました」と。

「さまざまな業種の方が参加しているため、自社との比較をすることで、会社または業界による共通点、違うところが分かり、自身の発想の幅が広がりました。心地よい緊張感を持った中で研修することができ、よい仲間を作ることができたことも大きな財産です。

私の年齢になると、同世代の講師の方からの研修も多いのですが、世代の違う講師からは、仕事や人生における深く広い経験やそれに基づいた人間力を感じることができ、大変楽しく勉強になりました」（大手製菓メーカー、取締役経営企画担当50歳）

このコメントは嬉しい。

この養成講座はスキル研修だけではなく、そのスキルを活かす人間教育であることを十二分に理解してくれたようだ。

1期生の養成講座は私たちも不慣れで試行錯誤の連続で、あらゆる面で不十分であったと反省している。ただ私たちの熱意とGLCの理念はよく理解してくれたようで、養成講座終了後の彼らの結束も極めて固いものがある。養成講座終了後は、GLC Leaders' Societyに属し、研鑽を積み、交遊を楽しむシステムになっている。

養成講座1期の反省を踏まえて、2期も無事に終了。現在は、8期生のスタートを迎えている。

この養成講座をコンパクト化して、2016年から慶応ビジネススクールのエグゼクティブMBAの選択科目として教え、2019年に終了した。

グローバル人材の養成に向けて

一方、日本企業への正しいコーチングの普及とコーチ養成のために、外部の会社とコラボも開始、同じ想いを持つ団体を将来形作っていきたいと考えている。

　またGLCはグローバル人材の養成を心がけている以上、GLC自身がグローバル化しないといけない。全世界的な組織にするために、メンバーの日本人のグローバル化とともに、欧米人のパートナーを探さないといけないと考えた。GLCと同じ想いを持った、欧米人のプロを探そうと決心した。

　自然が私の決心に答えてくれたのか、誠に不思議な事に、瞑想関係者から偶々《たまたま》ジム・バグノーラなる人物が日本でのパートナーを探していると聞いた。サイトで検索してみると、素晴らしい人物のようだ。早速メールを送った。彼の人柄を表わすような、暖かい返信とともに、彼の著書（原題〝Becoming a Professional Human Being〟）が送られてきた。一読して感銘を受けた。現在の日本人に必要不可欠の本と確信した（すぐに邦題『人生のプロフェッショナル思考』藤井義彦監修、原田稔久訳で2014年3月、経済界から和訳本刊行）。彼は私とまったく同じ分野で活躍しているし、長年お互いに同じ瞑想をやっているせいからか、考え方が双子のように似ている。ジムはリーダーシップとストレスマネージメントの専門家、トップレベルの講演家であり、フォーチュン500の経営者へのコーチでもある。彼について感心する点は、この本で彼が説いていることを全て自ら実践していることにある。彼は日々、PhB（Professional Human Being）になるべく努力している。

　私の著書の中で唯一英訳されている『A New Strategy For Success In Business（できるビジネスマンは瞑想をする）』を直ちに送付した。彼は私の著書にいたく感動したらしく、直ちに会おうとの申し込みがあった。

　2013年5月の連休を利用して、彼がその時教鞭をとっていた、MIU（Maharishi International University：第一章で林修氏が紹介したマハリシ・スクールの大学・大学院）を訪れた。会った瞬間お互いがお互いを理解しあって、彼は直ちにGLCのパートナーに就任した。

養成講座で特別講演してもらうとともに、通常9月には来日、日本の企業向けに研修を行っている。彼のワークショップは双方向で演習が多く、楽しくエンターティニングで極めて好評である。

日本での彼のブランディングを益々高めていきたいし、できるだけ早い時期に協力して東南アジアへの普及をやっていきたい。

これからのさらなる10年――夢と展望

数年前スタンフォード大学から50周年同窓会の招待状が届いた。「卒業してからもう50年か？」と、時が経つことの速さにあらためて驚いた。10月キャンパスを訪れた。懐かしい。

キャンパスを一人で散策する。同じ奨学金仲間の顔が浮かんでくる。ソローシュ（パキスタンの美人大学院生。お互いに好ましくおもっていたが、その想いが表に出ることはなかった。仮に結婚していたらどうなっていただろうか？　国際結婚で苦労していたろうし、今頃は多分アメリカ人になっていたろう。パキスタンのラホールにカネボウ時代一度訪ねていったが、家族で海外移住した直後で、その後の消息は不明）、ギゾー・キッフル（エティオピア：アメリカ人とデートをしてもキスをさせてくれない。これは人種差別だと叫んでいたっけ？）、フランシス（ガーナのダンスの名手：見事な脚が印象的であった）等。

当時若い私たちは未来ばかりに目が行って、自分の生活に忙しくて、自然に音信不通になっていった。ほとんどの友人とは50年ぶりに再会した。スリムで、機敏であった若者が、肥り気味になったが、人生の知恵も蓄えたのか、皆な立派に年をとったものだ。

若い、若いと思い、また周囲からもその様におだてられ、疾走しているうちに、物理的には本当に年をとったものだ。少しスローダウンして、今までの人生を集大成して、「如何に立派に死ぬべきか？」を考えるべき時期なのだろう。62歳のとき受講したハーバード大学院のオデッセイ・プログラムで約束した妻の願いは

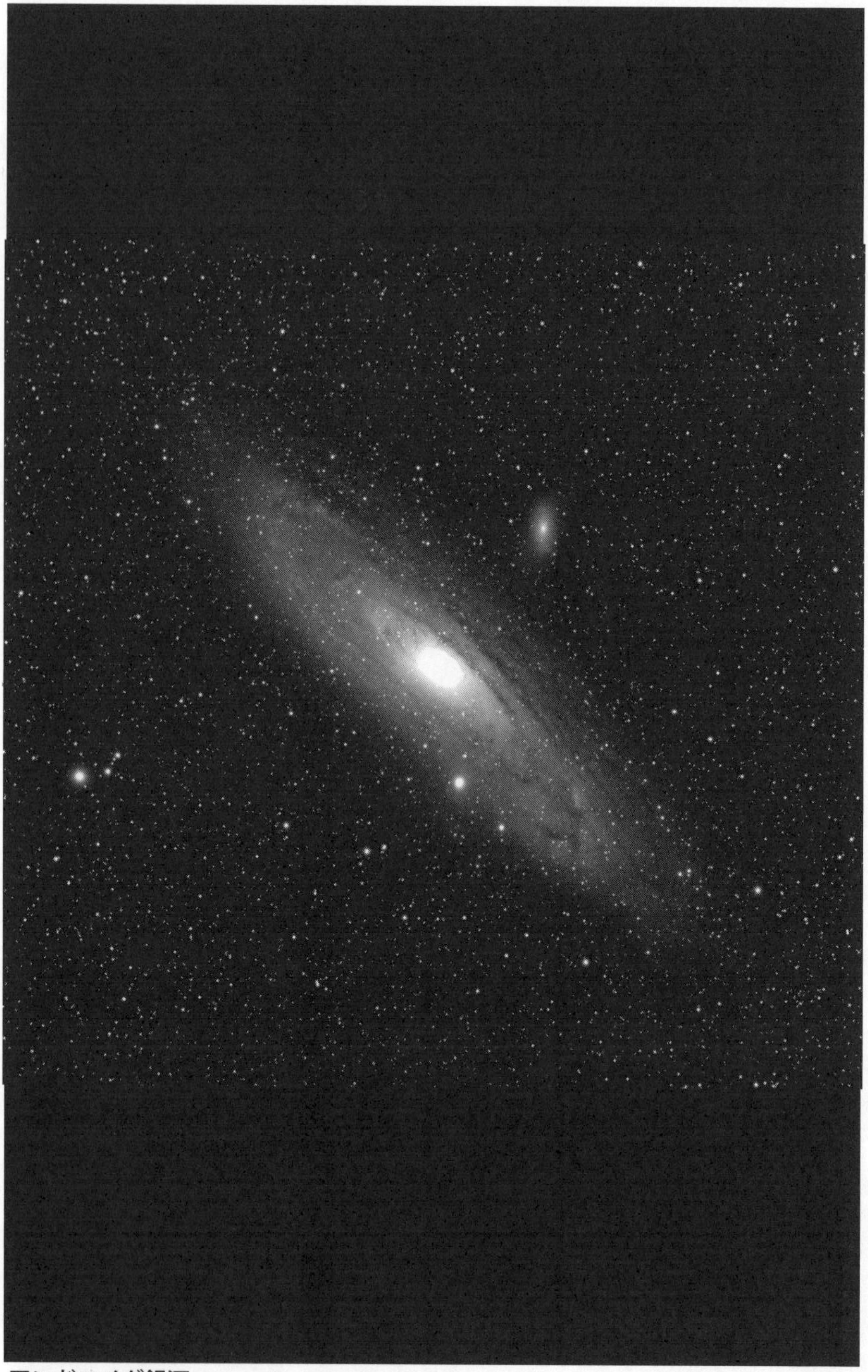

アンドロメダ銀河

その後果たすことなく伸び伸びになっている。彼女は当時から強く「人生は短いのよ。ペースを落として、人生の美しさをもっとリラックスしながら一緒に楽しみましょうよ」と不満を言っていた。

私は本能的に何故か「93歳で死ぬ」と感じている。90歳になれば身体も弱り、気力も衰えてくることだろう。社会的に活躍できるのも後10年だ。

この10年をどのように過ごすのかを少し考えてみたい。

ここまで率直に私の人生の軌跡を語ってきたが、つくづく変化の多い面白い人生であったと思う。一方失敗と挫折ばかりが楽しい思い出として浮かび上がってくる。自分を褒めてやりたいのは、失敗と挫折に押しつぶされることなく、失敗から学び、それをバネにしていつも前進してきたことだ。親の愛情を十二分に受けた子供時代。外国人の神父からカトリック教育と英語を学んだ六甲学院時代。そして本人も誰しもが受かると思っていた大学受験失敗。そこから「どうすれば自分を強くできるのか?」と自力本願を模索する旅が始まった。ビジネスの基礎を叩きこんでくれ、反面教師として多くを学んだカネボウ時代。42歳で瞑想を知った。以来30年有余瞑想とともに生きてきた。自分で考え、選択し、生きてきたように自分では思っていても、結局は瞑想が私を導いて行ってくれたのではないのか? 釈迦の手ではないが、瞑想という大きな器の中で泳いでいた私ではなかろうか?

瞑想をすることによって、内なる大いなる自己と対話をし、宇宙の力の源につながっていく。瞑想をより一層実際の生活の中に、しっかりと根付かせていきたいものだ。

特にカネボウを辞めてからの人生は何か大きな自然の摂理の中で活かされてきたように思われて仕方がない。

カネボウで29年と11ヶ月、「滅私奉公」をしてきたが、その後はまさに「活私奉公（自分も最大限活かしながら奉公する）」の私であった。瞑想者としては生真面目な方ではなく、気楽に瞑想をしているにすぎないのだが、何故か瞑想がいい方向へ、と導いていってくれたようだ。

55歳、カネボウを辞めてからの人生の変化が大きかった。

欧米の経営の在り方を学んだ外資系トップの時代、新しいことにチャレンジしたコンサル時代、慶応のビジネススクールで教え始めた講師時代、そしてＧＬＣを立ち上げ、拡大に努力している現在。

設問【1】――「死ぬまでにやり残していることはないか？」

即座に二つのことが頭を横切る。

一つ目は、精神世界をもっと充実させることである。そのためには瞑想をもっともっと深めることが重要であろう。瞑想の先生の資格を取ることも考えられるし、あるいはＭＩＵに長期間留学して瞑想を深め、ヴェーダ関連や脳科学を学んでみても楽しいだろう。

二つ目は、もっとリラックスして人生と自然と人を味わうことである。

私はバラの花が大好きだ。バラの美しさの中に入って、その美しさを愛でることができるほど意識が高まればいいのだが。

マハリシは「絶対界と相対界の両方を２００％楽しみなさい」と言っている。私は長い間、相対界のしがらみでもがき、ただ楽しんで来たが、そろそろ絶対界を深く味わうべき時期が来ているようだ。

設問【2】――「死ぬまでにもっと充実させないといけないことは何か？」

私には、なりたい姿、実現したい姿がある。

一つ目は、世界ナンバーワンのコーチング・グルになること。

ＧＬＣの後継者を育て、形あるものとして次世代につなげていくことが現在の私の急務である。

二つ目は、統一意識と融合すること。

私自身への旅（リーダーシップ・コンセプト変遷）

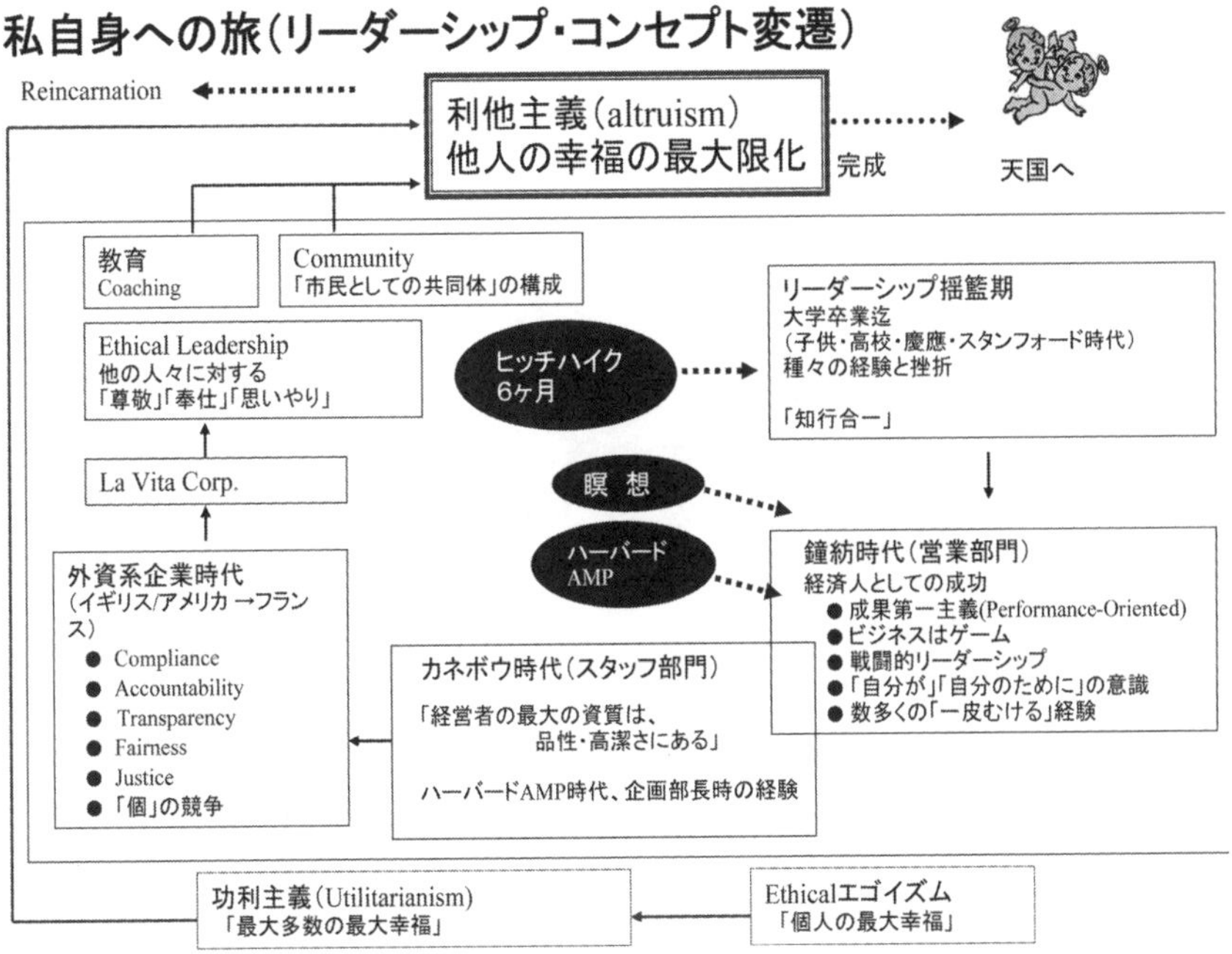

いつかは一時期でも瞑想三昧の日々を送ることが必要になってくるだろう。

三つ目は、自分のミッションを完遂すること。

この世に生まれた自分のミッションを完遂するためには、自分の人間性をもう一段と高めることは必要であろう。

マハリシの言葉を思い出す。

「あなたの焦点を日々最高の理想から外さないこと。生命の本質は苦しみではなく、至福である。不可能と思われることこそ私たちの喜びです」

私はまだまだ若い。頭もシャープで、身体も動く。素晴らしいことに毎日が、一瞬、一瞬が楽しい。設問【1】と【2】の今後の展望がどこまで実現できるのか？ 気楽に試してみたい。乞うご期待。

私自身への旅が今後とも続いていく。

六甲学院中・高6年間の一貫教育で薫陶を受けた武官隼人校長の言葉が今となってよみがえってくる。

『すべてのものは過ぎ去り、そして消えていく。
その過ぎ去り消え去って行くものの奥に在る永遠なるもののことを静かに考えよう』
『永遠なるもの』は見つかったか？

【参考文献】
『新訳　超越瞑想入門』マハリシ・マヘーシュ・ヨーギー著、マハリシ総合研究所監訳（読売新聞社刊）
『ＴＭ瞑想法がよくわかる本』マハリシ総合研究所編（ダイヤモンド社刊）
『四歳から経営者までのＴＭ瞑想』畠中茂樹著（総合法令出版刊）
『瞑想の生理学』ロバート・キース・ワレス著、児玉和夫訳（日経サイエンス社刊）
『ヨガと冥想』内藤景代著（実業之日本社刊）
『超越瞑想と悟り』マハリシ・マヘーシュヨーギー著、マハリシ総合研究所監訳（読売新聞社刊）
『リーダーはなぜ瞑想するのか』小山克明著（さんが出版刊）
『禅の心』関雄峰著（大陸書房刊）
『Ｔｈｅ・禅』原田雪渓著（柏樹社刊）
『瞑想のススメ』山田孝男著（総合法令出版刊）
『気活』野田幸造著（エンタプライズ刊）

あとがき

誰しも幸福になりたいものだ。幸福を追求するのは人間の正しい本性と言えるが、私もまた、幸福になりたいと思い努力をしてきた。その私が幸福になる手助けをしてくれたのが、42歳のときに出会ったＴＭ《ティーエム》だった。

以来30余年、私は毎日、瞑想を通して自分の存在そのものと、静かに対峙してきた。瞑想を始めた頃から、徐々に自分の運命を自分の手で切り拓こうとするようになり、自分で決意したことが、自然に助けられて、実現するようになる。私の人生の転機には、瞑想はいつも大いなる伴侶として助けてくれたのである。

また、気分が落ち込んで憂鬱《ゆううつ》な日もあったが、そんなときでも、瞑想によっていつも内面から、「楽しさ」が戻ってきた。短気で癇癪《かんしゃく》持ちの私が、子どものように無邪気に瞑想を続けるうちに次第に変わってきて、気がつけば、周囲の人から「穏やかで温厚な人」などと言ってもらえるようにさえなっていた。

瞑想のお陰で、私は自分の人生を幸せなものに変えることができたのである。

最初に２００２年2月に東洋経済新報社から「瞑想の本を書いてみませんか」とお話があったとき、正直に言って躊躇《ちゅうちょ》した。その頃の私は外資系企業のトップを辞めて、新しく独立ベンチャーを立ち上げたばかりで、猛烈な忙しさだった。

だが、そのこと以上に私が逡巡した理由は、果たして自分に瞑想の本を書くなどということができるのかという疑問があったからだ。なるほど、20年間気楽に瞑想を実践してはいるが、果たしてそのことだけで、本など書いていいものかどうか。私はそのように思って、ためらったのである。

さんざん迷った私だったが、結局、お引き受けすることにした。それは、同じビジネス・パーソンの目線から、瞑想の良さについて現実的にご紹介するのなら、あるいは私も適任者の一人かもしれないと考えたからだ。

幸いにも東洋経済新報社から上梓した「できるビジネスマンは瞑想をする」（２００３年12月８日初版）は好評で、瞑想を始める人も大幅に増えた。

２００６年にはＰＨＰ研究所から文庫本として再出版もされた。最初の出版以来12年が経過したが、その間の私の人生はめまぐるしく変化をした。自分で考え、選択し、生きてきたように自分では思っていても、結局は瞑想が私を導いていってくれたように感ずる。

『できるビジネスマンは瞑想をする』の続編を書いてほしいとの一部の読者の要望に答えて、２０１５年「私のその後」を加筆して、『瞑想を力に』とタイトルも変えて出版することにした。

「40年弱超越瞑想を続けるうちに、瞑想は究極人間力を磨くものだと考えるようになった。

コロナ後の新しいパラダイムを生きるためには、最終あなたの人間力が問われてくる。

超越瞑想の実践者は世界で１０００万人、しかし日本ではたったの６万５０００人。

日本の読者に瞑想の力を再認識してもらいたく、瞑想の効果についての科学的データ、脳

科学から見た瞑想、瞑想法の比較等を加筆して「瞑想人間力」として今回出版することにした。

２００３年『できるビジネスマンは瞑想をする』の出版以来、４回の加筆出版に際しては、数々の方々のお世話になった。一人一人の名前は敢えて省力させていただきますが、自然の流れか、その時々に必要な方々が現れ、大きな力を与えてくれました。これも瞑想の力でしょうか？

人生は一回。「明るく、楽しく、爽やかに」肩の力を抜いて人生を楽しんでいこうではないか。人生は長い。何時からでも瞑想をスタートしてもいいのだ。思いたった時が吉日、今から瞑想を始めてみませんか。

また、「人生は心の持ち方一つ」積極的に、自然の法則に沿っていくべきだと昨今なおさら感ずるようになった。

２０２０年９月吉日

藤井義彦

◎著者プロフィール

藤井 義彦（ふじい よしひこ）

神戸市生まれ。慶應義塾大学経済学部卒、スタンフォード大学経済学部卒。（株）カネボウにて 25 年間営業に従事し、その後企画部長、外資系日本法人社長を経て、ガンガー総合研究所（GRI）設立。

ハーバード・ビジネススクール AMP（高等経営者講座）修了。

慶應義塾大学院ビジネススクール特別研究教授、西北工業大学客員教授、等を歴任し、多くのビジネス・パーソンの教育に尽力。

2011 年 10 月、一般社団法人グローバル・リーダーシップ・コーチング協会を設立。

グローバル化を目指す企業に対し、エグゼクティブコーチング、グローバルリーダー育成を通じて、企業を支援することで社会全体をもっと元気にすることを目標に活動中。

著書に、『挑戦！ハーバード AMP 留学』『ヘッドハンティング』『できるビジネスマンは瞑想をする』『ハーバード流「第二の人生」の見つけ方』（以上、東洋経済新報社）、『自分を高めるキャリアメーキング講座』『経営者格差 』（以上、PHP 研究所）、『仕事で疲れたら、瞑想しよう 』（ソフトバンククリエイティブ）、『頭を「空っぽ」にする技術』（ナナ・コーポレート・コミュニケーション）、『どんなときにも成果を出すリーダーが磨き続ける 5 つの要諦』『あなたの働き方・生き方革命』（以上、日本生産性本部労働情報センター）等、監修に、ジム・バグノーラ著『人生のプロフェッショナル思考』（経済界）がある。

瞑想人間力《めいそうにんげんりょく》

ＡＩ時代《エイアイじだい》、ビジネス・パーソン必須《ひっす》の直観《ちょっかん》と心《こころ》のマネージメント

2020 年 10 月 16 日　初版第 1 刷発行
2020 年 12 月 4 日　第 2 刷発行

著　者　藤井 義彦
発行者　小堀 英一
発行所　知 玄 舎
さいたま市北区奈良町 98-7（〒 331-0822）
TEL 048-662-5469　FAX 048-662-5459
http://chigensya.jp/
発売所　星雲社（共同出版社・流通責任出版社）
東京都文京区水道 1-3-30（〒 112-0005）
TEL 03-3868-3275　FAX 03-3868-6588
印刷・製本所　中央精版印刷株式会社

ISBN978-4-434-28069-6